DIRK DIEFENBACH

ABSPECKEN KANN JEDER

DIRK DIEFENBACH

ABSPECKEN KANN JEDER

Wie du ganz ohne Verzicht abnimmst und dein Wunschgewicht erreichst

riva

INHALT

EINE KURZE EINFÜHRUNG

In diesem Kapitel stelle ich mich kurz vor und erkläre dir, warum wirklich jeder, auch du, abspecken kann, welche Mythen und Stolpersteine es gibt, und habe einen kleinen Selbsttest für dich vorbereitet.

DAS BIN ICH

Ich stelle mich vor

Zuerst einmal freue ich mich unheimlich, dass du dieses Buch in deinen Händen hältst. Du hast dir damit deine Möglichkeit geschaffen, das Thema »Abspecken« wirklich von einer ganz neuen und dir sicher in vielen Fällen noch unbekannten Seite anzuschauen. Doch bevor wir hier gemeinsam tiefer einsteigen, sollst du natürlich erst einmal wissen, mit wem du es hier zu tun hast.

Ich bin Dirk und zum Erscheinungsdatum dieses Buches 42 Jahre alt. Ich lebe im schönen Niedersachsen und versprechen dir eines schon zu Beginn: Ich weiß ganz genau, wie du dich gerade fühlen magst. Aber dazu gleich mehr.

Nach meiner eigenen Abnehmstory möchte ich den Menschen unbedingt zeigen, wie das Thema Abspecken wirklich funktioniert – und vor allen Dingen nicht eher Ruhe geben, bis eines in jedem Kopf gelandet ist: Abspecken kann jeder!

Mein Werdegang als Coach

So stieg ich aus meiner gut laufenden mittleren Managementkarriere aus und wurde hauptberuflicher Abnehmcoach. Ich hatte hier meine Leidenschaft gefunden. In Hunderten von Workshops legte ich meine komplette Energie in die Arbeit mit Menschen, die Unterstützung auf ihrem Weg zum Wunschgewicht benötigen. Ich wurde hier auch wirklich erfolgreich und zählte in dem Unternehmen, mit dem ich einen Partnervertrag hatte, in jedem Jahr zu den erfolgreichsten Coaches Deutschlands, worauf ich auch wirklich stolz war.

Mein Podcast »Abspecken kann jeder« erblickte das Licht der Welt

Trotzdem musste ich eines Tages eine berufliche Veränderung einschlagen und machte mir Gedanken darüber, wie ich den Menschen weiterhin zur Seite stehen konnte. Mehr schlecht als recht stampfte ich einen Webauftritt aus dem Boden und hatte mit www.abspecken-kann-jeder.de meine eigene Website. Nun musste ich ja aber noch möglichst viele Menschen erreichen und mir dafür auch das passende Medium suchen. Da ich supergern mit meiner Stimme arbeite und mich irgendwie am besten ausdrücken kann, wenn ich authentisch vor mich hin erzähle, setzte ich auf das Medium Podcast und »Abspecken kann jeder« war geboren. Redete ich gefühlt im ersten Jahr immer zu den gleichen 30 Menschen, wuchs das Interesse an meinem Podcast mehr und mehr. Ich werde wohl niemals den Moment vergessen, als sich erstmals eine Episode an die Spitze der Ernährungs-Podcast-Charts setzte und ich endlich mein Ziel erreicht hatte: Richtig viele Menschen hörten meine Botschaften, fassten neuen Mut und erreichten ihre Ziele. Das größte Geschenk für mich. Inzwischen habe ich um die 200 Podcast-Folgen aufgenommen, tobe mich mit »Abspecken kann jeder« auf Instagram aus und unterstütze Menschen in ganz Europa auf ihrem Weg zum Wunschgewicht.

Dass ich dir nun in diesem Buch all mein Wissen an die Hand geben darf, setzt dem Ganzen die Krone auf und ich verspreche dir hier noch einmal: Du wirst mit diesem Buch deine Sicht auf das Thema Abspecken komplett verändern. Nimm dir also Zeit und Ruhe für dieses Buch. Es kann dein Leben verändern, wenn du es zulässt!

Meine 20-Kilo-Abspeck-Story

Seit meinem 19. Lebensjahr hatte ich mit dem Thema Übergewicht zu kämpfen. Ich wurde mehr und mehr und mehr und hatte komplett die Kontrolle über mein Essverhalten verloren. Hinzu kam, dass ich wirklich so gar keine Ahnung vom Thema »Ernährung« hatte, kochen konnte ich auch nicht und der Sport verabschiedete sich immer mehr aus meinem Leben. Ich hatte wirklich alle Diäten hinter mir: Low Carb, No Carb, FdH, Hollywood, Schlank im Schlaf und was es da noch so alles gibt und gab: Ich kannte sie alle und hatte sie alle ausprobiert.

Tatsächlich hatte ich auch immer mal wieder abgenommen, aber auch mir passierte genau das, worunter die meisten Menschen mit Gewichtsproblemen zu leiden haben: Ich nahm alles wieder zu und sogar noch mehr …

Mit knapp 90 Kilo und einer Körpergröße von 1,80 Meter beschloss ich dann eines Tages, nie wieder eine Diät zu machen, und kurz vor der 100-Kilo-Grenze war ich dann völlig verzweifelt. Ich wusste, dass ich etwas ändern musste, aber ich wusste einfach nicht, was und wie.

Ich fühlte mich psychisch schlecht, es ging mir körperlich nicht gut und auch mein Selbstwertgefühl war komplett am Boden. Ich wurde überhaupt nicht als Mann wahrgenommen. Maximal war ich der lustige Dicke, der in merkwürdigen Klamotten rumläuft. Das war aber einfach nicht das, was ich sein wollte.

Es musste sich also etwas verändern und es konnte auch in keinem Fall so weitergehen wie zuvor. Eines hatte ich nämlich schon verstanden: Ich konnte mit diesen Diäten zwar abnehmen, wenn ich mich ordentlich einschränkte und mich an alle Regeln hielt. Schlussendlich hielt ich es aber niemals durch und dann führte mich der Weg wieder genau dorthin zurück, wo ich herkam.

WW (ehemals Weight Watchers) trat in mein Leben

Mal wieder an einem absoluten Tiefpunkt angekommen – es war im Jahr 2012 nach den Weihnachtsfeiertagen –, erinnerte mich ein Werbespot an einen Abnehmversuch, der doch eigentlich so schlecht gar nicht war. Ich hatte mit Weight Watchers (heute WW) und dem Punktezählen wirklich ganz gut abgenommen. Nur irgendwann hatte ich gemerkt, dass ich nicht weiterkomme, wenn ich meine alten Essgewohnheiten in ein Punktebudget quetsche, und anstatt mich damit auseinanderzusetzen, hatte ich – mal wieder – in den Sack gehauen. In diesem Moment traf ich die beste Entscheidung meines Lebens: Ich wollte noch einen letzten Versuch starten. Diesmal aber richtig!

Ich machte mich von diesem Tag an auf einen Weg, der mein Leben dauerhaft verändern sollte. Ein Weg voller Erfahrungen und Erkenntnisse. Ein Weg, der mir die Augen öffnete. Ein Weg, der mich von einem hoffnungslosen Fall zu einem Abnehmcoach revolutionieren sollte. Und diesen Weg werde ich nun in diesem Buch mit dir teilen. Ich gebe dir all mein Wissen, meine Erkenntnisse und Erfahrungen weiter, damit du ihn viel schneller findest, als ich dies tun und schaffen konnte.

WARUM WIRKLICH *JEDER* ABSPECKEN KANN

Ich verstehe dich so gut, wenn du jetzt denkst: »Ja, jeder außer mir!« Ich habe seinerzeit genauso gedacht und meine damalige Realität spiegelte mir diesen Glaubenssatz auch wider. Ich möchte dir aber an dieser Stelle wirklich versprechen: Abspecken kann jeder! Auch du!

Das Abnehmgeheimnis

»Huch«, magst du jetzt vielleicht denken, »wie kann der denn jetzt schon das Abnehmgeheimnis lüften? Sollte er das nicht am Ende des Buches tun?« Auch diesen Gedanken kann ich verstehen. Du wirst aber im Laufe des Buches eines ganz schnell bemerken: Abnehmen ist kein Hexenwerk. Es ist sogar relativ einfach. »Und trotzdem schaffen es ja so viele Menschen nicht!« Ja, du hast recht. Dies liegt aber definitiv nicht daran, dass wir nicht wissen, wie Abnehmen funktioniert oder dass es eine große Sache ist. Wir haben kein Wissensproblem. Was wir stattdessen haben, ist ein Umsetzungsproblem, weil Abnehmen eben einfach, aber nicht leicht ist. Aber dazu später mehr. Lass uns jetzt noch einmal zum Abnehmgeheimnis zurückkommen. Dieses werde ich nun lüften. Das einzige wahre Abnehmgeheimnis ist …

Die negative Energiebilanz

Auch »Energiedefizit« oder »Kaloriendefizit« genannt. Und ja: Mehr ist es einfach nicht! Egal, was dir die Diätindustrien, vermeintliche Experten oder sonst jemand erzählen möchte: Wenn du mehr Energie verbrauchst, als du zu dir nimmst, wirst du abnehmen. Dein Körper kann nicht anders oder du bist ein medizinisches Wunder.

Ich möchte dir das Thema gern in diesem Schaubild etwas näherbringen:

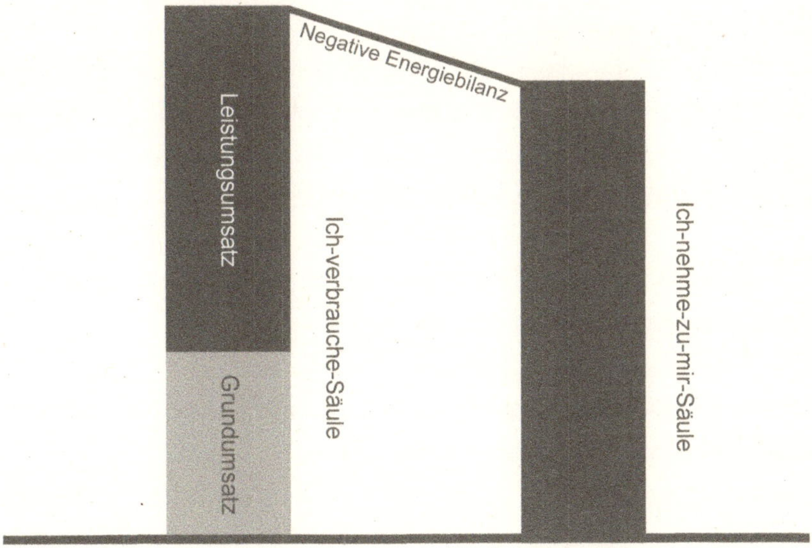

Auf der linken Seite siehst du die Säule »Ich verbrauche«. Diese besteht zuerst einmal aus deinem sogenannten Grundumsatz. Den verbrauchst du jeden Tag quasi automatisch dadurch, dass du einfach aufwachst und am Ende des Tages ins Bett gehst. Konkret wird das so beschrieben, dass du deinen Grundumsatz in einer entspannten Liegeposition bei einer angenehmen Raumtemperatur verbrennst. Du kannst da so ungefähr von 1400 kcal bei Frauen und 1800 kcal bei Männern ausgehen, die da verbrannt werden. Das ist aber wirklich nur ein absoluter Richtwert, denn dein eigener Grundumsatz hängt von verschiedenen Faktoren ab, wie u. a. von Alter, Größe und Geschlecht. Ein spannender Faktor dabei ist jedoch die Muskelmasse, auf die ich später im Verlauf des Buches noch einmal zu sprechen komme. Der Grundumsatz wird in der Regel natürlich nicht ausreichen, um das Gegengewicht zur Säule »Ich nehme zu mir« zu bilden. Aber du kannst am sogenannten Leistungsumsatz arbeiten. Dieser addiert sich zum Grundumsatz und entsteht bei allem, was du tust und gleichzeitig Kalorien verbraucht. Dies ist jede körperliche Bewegung oder Anstrengung, aber natürlich auch andere Körperfunktionen, die Energie verbrauchen, wie zum Beispiel die Nutzung deines Gehirns. Auf der anderen Seite hast du die gerade schon erwähnte Ich-nehme-zu-mir-Säule. Diese startet quasi jeden Tag bei null und steigt durch alles, was du isst und trinkst. Jede Kalorie lässt diese Säule ansteigen.

Schlussendlich besteht das Ziel darin, dass die Ich-verbrauche-Säule immer höher ist als die andere. Dann nimmst du ab.

Sind beide Säulen gleich hoch, hältst du dein Gewicht. Ist die Ich-nehme-zu-mir-Säule höher, nimmst du zu.

Gar nicht so kompliziert, oder?

1 kcal ist nicht 1 kcal

Die Ich-nehme-zu-mir-Säule bildet also die Kalorien ab, die wir aufnehmen. Es ergibt von daher Sinn, dass wir uns diese Kalorien einfach mal ein bisschen genauer anschauen. Und die entscheidende Info, die ich dir mit auf deinen (Abspeck-)Weg geben möchte, ist, dass 1 kcal (Kilokalorie) eben nicht einfach mal 1 kcal ist. Rechnerisch natürlich schon, aber qualitativ können sich Kalorien immens voneinander unterscheiden. Ich gebe dir mal ein einfaches Beispiel.

Nimmst du im ersten Beispiel 300 kcal in Form von Vollkornbrot zu dir und im zweiten Beispiel 300 kcal in Form von Schokolade, ist dies aus Sicht des reinen »Trackens« erst einmal das Gleiche. Du hast in beiden Fällen 300 kcal verbraucht. Die Abspeckrealität ist aber eine andere! Beim Verzehr des Vollkornbrots wirst du im besten Fall ein gutes Sättigungsgefühl spüren, welches auch ein Weilchen anhält. Dein Blutzuckerspiegel ist normal und du hast auch nicht zwingend Lust auf mehr. Bei der Schokolade ist das in der Regel anders. Hier wirst du dich nicht wirklich satt fühlen, dein Blutzuckerspiegel spielt verrückt und du hast vielleicht sogar das Verlangen nach weiterem Zucker. Das Durchhalten bis zur nächsten Mahlzeit wird dir eher schwerfallen und vielleicht isst du sogar noch etwas anderes hinterher, um endlich satt zu sein.

An diesem Beispiel siehst du, dass das reine Tracken – also das Abwiegen von Lebensmitteln und das Errechnen und Aufzeichnen der enthaltenen Kalorien (siehe auch S. 133) – dir natürlich im ersten Schritt hilft, deine Energiebilanz zu messen, jedoch bekommst du keinerlei Informationen über die Qualität deiner Lebensmittel. An der reinen Kalorie kannst du nicht erkennen, ob das Lebensmittel gesund ist, gut sättigt und mit welchen Nährstoffen du versorgt wirst. Du hast hier keinen wirklichen Lerneffekt und kannst dich dadurch ernährungstechnisch auch nicht weiterentwickeln. Das Ergebnis des reinen Kalorientrackens kann sein, dass du einfach deine »alte« Ernährung in die Kalorien quetschst, die du zur Verfügung hast. Die Konsequenzen sind oft Hunger und Frustration, woraufhin oft ein Abbruch des Vorhabens folgt. Genau deshalb bin ich nicht wirklich ein Freund vom Kalorientracken, sondern bevorzuge Systeme, die das Lebensmittel als Ganzes bewerten.

Nimm also bitte für dich mit: Schaue dir das Lebensmittel in dessen Gänze an. Wie viele Kalorien in 100 Gramm, wie viele gesättigte und ungesättigte Fettsäuren sind enthalten, welche Kohlenhydrate sind drin und wie viel davon ist Zucker? Wie stark sind das sättigende Eiweiß und gesunde Ballaststoffe vertreten? Verschaffe dir einmal den kompletten Überblick und probiere aus, wie die einzelnen Lebensmittel auf dich wirken hinsichtlich Sättigung und »Lust auf mehr«. Du wirst hierbei sehr schnell bestätigt finden, dass 1 kcal eben nicht 1 kcal ist.

DIE WICHTIGKEIT EINER AUSGEWOGENEN ERNÄHRUNG

Nachdem du nun erfahren hast, dass wir die Lebensmittel in ihrer Gesamtheit betrachten und schlussendlich auch bewerten sollten, sei an dieser Stelle noch einmal die ausgewogene Zusammenstellung erwähnt.

Die meisten Diäten wollen dir erst einmal erzählen, dass du bestimmte Dinge weglassen sollst. Dies ist für mich schon der erste Schritt, der dich von einer ausgewogenen Ernährung entfernt. Denn »ausgewogen« steht für mich eben auch für »komplett« und »ausbalanciert«.

Was meine ich damit? Ich möchte dir gern meine beiden Definitionen von ausgewogener Ernährung nahebringen.

Die erste besagt, dass einfach nichts dabei fehlen darf. Weder Fleisch noch Fisch – Vegetarier und Veganer denken sich diesen Teil bitte weg ;-) –, weder Kohlenhydrate noch Fett, weder Zucker noch Alkohol oder sonst irgendetwas. In einem gesunden Maß darf und sollte alles vorkommen, was du an deiner Ernährung liebst. Diese Definition wird dich sicher etwas überraschen, ist aber für mich einer der wichtigsten Erfolgsfaktoren, weshalb wir uns dem Thema Verzicht auch noch an späterer Stelle ausführlich widmen werden.

Die zweite Definition ist vielleicht weniger überraschend, aber nicht minder wichtig: die Telleraufteilung. Dieses Beispiel bringe ich immer, wenn ich nach einer ausgewogenen Ernährung gefragt werde. Stell dir jetzt also bitte folgenden Teller vor, den wir bereits in drei Teile aufgeteilt haben:

Telleraufteilung

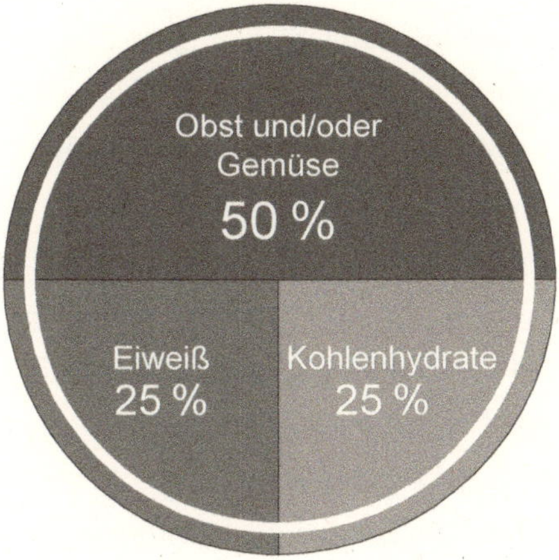

Die Hälfte des Tellers (50 Prozent) füllst du nun mit Obst und Gemüse. Hier gern überwiegend Gemüse. Die zwei übrig gebliebenen Viertel (25 Prozent) füllst du nun je einmal mit Kohlenhydraten (zum Beispiel Nudeln, Kartoffeln oder Reis) und mit Eiweiß (zum Beispiel Fleisch, Fisch oder Quark). Aus dieser Verteilung entsteht dann die sogenannte 50/25/25-Telleraufteilung, die du bei jeder Mahlzeit anwenden kannst. Wichtig dabei ist, dass wirklich immer jeder Anteil in der jeweiligen Größe dabei ist. Du wirst im Laufe der Zeit bemerken, dass sich Anteile gern mal von der Größe her verschieben oder auch bestimmte Anteile komplett verschwinden; allem voran Obst und Gemüse. Wenn du diese Aufteilung berücksichtigst, kannst du ruhigen Gewissens von einer ausgewogenen Ernährung sprechen. Ganz wichtig ist mir aber auch, dass du Ernährung nicht zu einem Zwang werden lässt. Es geht hierbei überhaupt nicht um Perfektion und es wird auch immer mal Mahlzeiten geben, bei denen die Aufteilung mal so überhaupt nicht passt. Behalte den Teller einfach immer im Hinterkopf und überprüfe in festen Abständen die Aufteilung. Damit hast du ein wertvolles Werkzeug in deinem Repertoire.

Die Sättigung

Dieses Thema finde ich wirklich wichtig auf dem Weg zur Gewichtsabnahme: die Sättigung. Die meisten uns verbinden nämlich das Vorhaben abzunehmen mit den verschiedensten Horrorszenarien – und eines davon ist: Hungern! Woher das kommt, ist wohl klar, denn wir haben uns ja wahrscheinlich alle über diverse Crashdiäten dem Thema Abnehmen genähert. Tja, und nun komme ich daher und sage dir: Du kannst schlussendlich nur erfolgreich abnehmen, wenn du satt und zufrieden bist! Glaube mir, dass sich diese Aussage für mich zunächst genauso befremdlich angefühlt hat wie vielleicht gerade für dich. Ich habe aber viel zu lange gebraucht, um zu verstehen, wie verdammt wichtig genau dieser Punkt ist, und deshalb möchte ich jetzt einfach eine Abkürzung nehmen, um dir die Zeit bis zur Erkenntnis, wie ich sie erlebt habe, zu ersparen :-)

Wenn wir uns der ganzen Sache logisch nähern, ergibt das Ganze recht schnell einen Sinn. Es geht darum, einen Weg zu finden, der dauerhaft umsetzbar ist. Von daher ist es schon völlig ausgeschlossen, dass »Hungern« auf diesem Weg eine Option sein kann. Wer will schon den Rest seines Lebens Hunger leiden? Wir haben gelernt, dass wir durch die Wahl von qualitativ guten Lebensmitteln auch im Rahmen der negativen Energiebilanz durchaus gesund und auch gesättigt durch den Tag kommen. Berücksichtigst du dann auch noch die Telleraufteilung, kommst du der scheinbaren Illusion der Sättigung noch ein bisschen näher. Und nun setze ich einfach noch eine meiner persönlichen Erfahrungen obendrauf. Ich habe nämlich echt ein Problem mit dem Thema Sättigung. Ich kenne auch dieses »angenehme Sattsein« nicht, das immer wieder zitiert wird. Für mich bedeutete »satt« dass ich eben nicht mehr konnte. Daher fiel es mir schwer, die Sättigung als Hilfsmittel zu nutzen, wann ich aufhören sollte zu essen. Und dann hat mir ein ganz simples Umdenken geholfen. Anstatt mich immer wieder zu fragen: »Bist du jetzt satt?«, habe ich die Frage einfach in »Hast du noch Hunger?« umgewandelt. Das mag für dich jetzt nahezu identisch klingen, aber für mich hat es einen riesigen Unterschied gemacht. Konnte ich mit »satt sein« nichts anfangen beziehungsweise es einfach nicht greifen, wusste und weiß ich sehr wohl, was »Hunger haben« bedeutet. Und ich konnte von diesem Tag an sehr leicht die Frage nach dem Hunger mit Nein beantworten und damit gut aufhören zu essen. Es stellte sich bei mir zwar dann nicht dieses Gefühl, satt zu sein, ein, das ich zuvor hatte, wenn ich eigentlich schon kurz vor dem Platzen war, aber ich wusste, dass ich mit »Ich habe keinen Hunger mehr« locker bis zur nächsten Mahlzeit oder bis zum nächsten Snack durchhalten kann – und dieses Umdenken hat mir etliche Kalorien erspart.

Kannst du dir nun etwas besser vorstellen, dass auch du satt und zufrieden abnehmen kannst?

ERNÄHRUNGSMYTHEN

Nachdem ich nun das Abnehmgeheimnis beleuchtet habe und hier auch ins Detail gegangen bin, möchte ich an dieser Stelle sehr gern ein paar Ernährungsmythen aus dem Weg räumen. Diese halten sich nämlich verdammt hartnäckig und selbst Menschen, denen eigentlich klar ist, dass sie nur auf die negative Energiebilanz schauen dürfen, lassen sich doch immer mal wieder gern von dem einen oder anderen Mythos ins Bockshorn jagen. Aber woran liegt das eigentlich?

Das kann ich dir ganz genau sagen: Das Thema »negative Energiebilanz« ist nicht wirklich sexy und verkauft sich auch so verdammt schlecht. Von daher werden immer mal wieder Mythen wie Säue durchs Dorf getrieben, die du dann irgendwie auch an jeder Ecke hörst. Und wenn wir Dinge einfach immer und immer wieder hören, hinterfragen wir natürlich, ob da nicht doch etwas dran sein könnte. Vor allen Dingen auch in den Situationen, in denen wir vielleicht mit unseren Ergebnissen nicht so zufrieden sind.

Was ich dir versprechen kann: Keiner der folgenden Mythen ist wahr und ich kann dir aus den Zeiten meiner Abnehmvorträge sagen, dass es bei jedem Mythos immer etliche anwesende Personen gab, die ihn mit dem eigenen Erfolg widerlegt haben. Und nein: Diese Menschen waren keine medizinischen oder biologischen Wunder – die betreffenden Mythen sind eben einfach nur Blödsinn. Aber schau dir einige davon selbst an.

Erster Mythos: Keine Nahrungsaufnahme am Abend

Ich möchte mich jedem Mythos sowohl hinsichtlich der Entstehung als auch in Bezug auf dessen Auflösung mit einer gewissen Logik nähern. Der Mythos, dass wir nach einer bestimmten Uhrzeit nichts mehr essen sollten, hält sich nun wirklich hartnäckig. Dabei ist mir übrigens wichtig zu erwähnen, dass es mir hier nicht um irgendeinen gesundheitlichen Ansatz, wie zum Beispiel beim Intervallfasten, geht. Ich behandele hier die wirklich irrsinnige Aussage, dass wir nur abnehmen können, wenn wir das Essen nach einer bestimmten Uhrzeit einstellen. Sollten wir wirklich abends nichts mehr essen, um erfolgreich abnehmen zu können? Das ist natürlich völliger Blödsinn! Wir haben gelernt, dass wir abnehmen, wenn wir in der negativen Energiebilanz sind. Wie wir diese erzielen, ist dabei nebensächlich. Solange du mehr Energie verbrauchst, als du zu dir nimmst, wirst du erfolgreich abnehmen. Du kannst deine Mahlzeiten also so einteilen, wie es zu deinem Leben passt. Du kannst abends warm essen, und das auch um 22 Uhr. Es wird deinen Erfolg nicht behindern.

Ich habe schon so viele unterschiedliche Menschen auf ihrem Weg zum Wunschgewicht begleitet und natürlich waren welche dabei, denen eine Hauptmahlzeit am Abend wichtig war. Sei es nun das Paar, welches einfach abends die einzige gemeinsame Mahlzeit einnimmt, oder auch der Schichtarbeiter, der gar keine andere Wahl hat. Sie haben alle problemlos abgenommen. Woher dieser Mythos kommt, kann ich nur erahnen. Ich könnte mir vorstellen, dass es sich dabei mal wieder indirekt um die Waage dreht (auf dieses Thema komme ich noch einmal gesondert und sehr ausführlich zu sprechen). Wenn du nämlich am späten Abend isst, hast du den Verdauungsprozess dieser Mahlzeit nicht bis zum nächsten Morgen beendet. Würdest du dann also auf die Waage springen, würde die Zahl steigen. Natürlich gleicht sich das langfristig wieder aus. Habe also keinerlei Bedenken, am Abend zu essen, weil du Angst um eine erfolgreiche Gewichtsabnahme hast. Entscheide hier lieber danach, wie du dich fühlst und wie du danach schlafen kannst. Deinem Gewicht wird ein spätes Essen nicht schaden.

Zweiter Mythos: Verzicht auf Kohlenhydrate

Meine Güte ... das ist wohl mit Abstand das Thema, auf dem am meisten rumgeritten wird. Ich selbst habe schon einmal bei einem Arzt (!!) gesessen, der mir in epischer Breite erklärt hat, warum ich zum Beispiel am Abend keine Kohlenhydrate mehr essen sollte, weil da ... was auch immer ... in Gang gesetzt wird und ich dadurch dann gar nicht mehr abnehmen könnte. Er war so überzeugend, dass ich es glaubte und mit einem Shake die Praxis verließ. Na ja, du kannst dir sicher denken, wie toll das Ganze funktioniert hat. Es geht aber bei den Kohlenhydraten nicht nur um den Abend. Generell werden sie immer wieder in blödsinnigen Diäten extrem reduziert oder gar komplett verbannt.

Auch damit habe ich so meine Erfahrungen gemacht ... Schlimm! Aber die Frage nach den Kohlenhydraten ereilte mich im Laufe der Jahre immer wieder. Als ich noch Vorträge vor größeren Gruppen hielt, fragte ich immer in die Runde, wer denn hier so 20 bis 30 Kilo abgenommen und dabei Kohlenhydrate gegessen hätte. Zahlreiche Hände gingen in die Höhe, was diesen Mythos direkt entkräftete.

Du kannst also natürlich ohne den Verzicht auf Kohlenhydrate abnehmen und auch dein Gewicht halten – und das sage ich dir aus meiner ganz eigenen Erfahrung. Woher kommen dann nur immer wieder diese Behauptungen? Na ja, natürlich dürfen wir uns die Kohlenhydrate genauer anschauen. Es gibt dort selbstverständlich mit vielen Weißmehlprodukten und auch Zucker, der ebenfalls zu den Kohlenhydraten zählt, Lebensmittel, die qualitativ nicht so hochwertig sind. Sie enthalten einfach nur leere Kalorien und lassen den Blutzuckerspiegel verrücktspielen, sodass du schnell wieder Hunger bekommen kannst. Außerdem kennen sicherlich viele von uns die Herausforderung, dass wir bei Kohlenhydraten gern öfter mal zugreifen, weil sie eben lecker sind. Hier ist aber nun wahrlich keine Verbannung nötig. Schaue einfach, dass du zum Beispiel möglichst häufig auf die Vollkornvarianten (wie Nudeln, Reis und Couscous) oder die naturbelassenen Varianten (Kartoffeln und Süßkartoffeln) zurückgreifst. Diese sättigen nicht nur besser, weil sie oftmals mehr Ballaststoffe haben, sondern lassen auch deinen Blutzuckerspiegel nicht völlig verrücktspielen. Ich esse zum Beispiel nur noch Vollkornvarianten. Wenn du aber eben die Weißmehlvarianten lieber magst, miss dir vorher eine genaue Menge ab und achte auf die 50/25/25-Telleraufteilung. Alles im Rahmen der negativen Energiebilanz ist erlaubt, und da machen wir auch bei den Kohlenhydraten keine Ausnahme ;-) Wer also behauptet, dass du nur mit Low Carb oder No Carb abnehmen kannst, lügt! Natürlich hast du trotzdem die Freiheit, im Rahmen deiner Ernährung am Anteil der Kohlenhydrate zu schrauben, wenn es gut in deinen Alltag passt. Du musst es aber eben nicht!

Dritter Mythos: Ich mache doch so viel Sport und nehme trotzdem nicht ab!

Ja, und weiter? Du glaubst nicht, wie oft ich diese Aussage schon gehört habe, und ich kann sie ehrlich gesagt einfach nicht begreifen. Sie hat ungefähr genauso viel Aussagekraft wie die Antwort »Ich bin braun geworden«, wenn ich dich nach deinem Urlaub frage. Sport und Bewegung sind ein Baustein auf dem Weg zum Abnehmen. Jede Bewegung verbrennt Energie, sodass du damit natürlich auch deine Gewichtsabnahme unterstützen kannst, wenn wir an die negative Energiebilanz und die Ich-verbrauche-Säule denken. Und trotzdem werden Sport und Bewegung eigentlich immer überschätzt, was das Verbrennen von Kalorien angeht. So muss es doch einfach an einem guten Sporttag drin sein, dass ich mir eine Pizza reinknalle oder den einen oder anderen Keks mal außer der Reihe esse. Nein, ist es nicht. Auch werden nicht in Rekordzeit Muskeln aufgebaut, was der nächste Schwachsinn ist, der immer wieder behauptet wird, wenn jemand mal eine Woche Sport gemacht hat. Wenn du nicht abnimmst, dann bist du nicht in der negativen Energiebilanz. Punkt! Wenn du trotz Sport nicht abgenommen hast, hast du eben immer noch zu viel Energie zu dir genommen oder zumindest mehr, als du verbraucht hast.

Bewegung und Sport sind eine wunderbare Sache. Auch wenn du beides zum Abnehmen nicht zwingend brauchst, ist dies aus gesundheitlicher Sicht ein absolutes Muss. Ich empfehle dir also, die Bewegung einfach unabhängig von der Gewichtsabnahme zu sehen. Versuch nicht, jede Bewegung durch Essen wieder auszugleichen, sondern bewege dich, weil du dir etwas Gutes für deine Gesundheit und dein Wohlbefinden tun willst. Bewegung hält dich nicht nur fit und beweglich, sondern jeder aufgebaute Muskel – und das dauert Monate! – verbrennt auch Energie, womit der Muskelaufbau eine Methode ist, deinen Grundumsatz zu erhöhen. Viele Menschen haben Angst, dass sie durch Sport sogar zunehmen. Wenn die vorher genannten »Ursachen« dafür nicht verantwortlich sind, kann es tatsächlich sein, dass du nach dem Sport Wasser einlagerst und deshalb die Waage eine höhere Zahl anzeigt. Das wird sich dann mit der Zeit regulieren. Gib deinem Körper hier etwas Zeit. Bewegung und Sport sind immer gut!

Vierter Mythos: Die Gene

»Ich kann ja nicht abnehmen. Ich habe eben schlechte Gene. Bei mir in der Familie sind alle dick.« Wenn ich diesen Satz höre, frage ich immer gern zurück: »Warum, denkst du, habe ich mich ›Abspecken kann jeder‹ genannt?« Genau, weil einfach jeder abnehmen kann. Natürlich hat hier sicher nicht jeder die gleichen Voraussetzungen. Für jemanden, in dessen Familie seit Generationen ein falscher Umgang mit dem Thema Ernährung stattfindet, ist das Erlernen neuer Gewohnheiten und Routinen sicher nicht ganz so easy wie für jemanden, der mal eben vom Weg abgekommen ist. Trotzdem kann es jeder schaffen. Ich selbst komme aus einer Familie, in der sehr gern gegessen wird. Für mich spielt Essen eine wichtige Rolle und es war ein gutes Stück Arbeit für mich, hier einmal durchzusortieren. Das hatte aber weniger mit den Genen als vielmehr mit meinem Kopf zu tun. Ich kann dir also nur Mut machen: Egal, wie schwierig deine genetischen Voraussetzungen auch sein mögen, du kannst es genauso schaffen wie alle anderen auch. Ich habe etliche Menschen auf ihrem Weg begleitet, der oder die erste Nichtdicke in der Familie zu sein, und es hat noch immer hingehauen.

Fünfter Mythos:
Immer wenn ich normal esse, nehme ich wieder zu

Auch hier ist die Erklärung relativ simpel und weder auf einen gestörten Stoffwechsel noch einen Gendefekt zurückzuführen: Du isst einfach nicht normal und hast es auch noch nie getan. Ja, das klingt hart, und auch ich selbst musste das erst mal begreifen. Es ist aber einfach die Wahrheit. Wenn wir normal essen, bewegen wir uns in einer ausgeglichenen Energiebilanz. Dann nehmen wir nicht zu. Dieses Verhalten kannst du bei vielen schlanken Menschen beobachten. Sie schlagen natürlich auch mal zu und verzichten auf nichts. Trotzdem gleichen sie ihre Ernährung natürlich und meistens unbewusst wieder aus, weil auch sie keine medizinischen Wunder sind. Wir dürfen uns also im ersten Schritt bewusst machen, dass wir keinesfalls normal essen. Wir haben sogar die Aufgabe, endlich mal in ein »normales« Essverhalten hineinzufinden, indem wir unsere Ernährung entsprechend umstellen. Ich bin mir auch fast sicher, dass du schon beim Thema Telleraufteilung gemerkt hast, dass diese bei dir ganz anders aussieht. Genau an diese Stellschrauben dürfen wir ran. Das Endziel muss schlussendlich sein, dass wir ein normales Essverhalten erlernen, das uns auf der einen Seite in der negativen Energiebilanz hält, aber – und das ist genauso wichtig! – auch zufrieden macht.

Wenn du mich heute fragst, ob ich meine veränderte Ernährung den Rest meines Lebens durchhalten kann, dann sage ich dir, dass ich nichts durchhalten muss. Ich habe an den richtigen Stellschrauben gedreht, verzichte dabei nicht und bin zufrieden. Und glaube mir: Hättest du mir vor ein paar Jahren gesagt, dass es ein »normales« Essverhalten für mich gibt, das mich schlank macht und auch hält, hätte ich dir einen Vogel gezeigt. Vertraue mir also, dass auch du deinen Weg zu einem neuen, normalen Essverhalten finden wirst.

STOLPERSTEINE AUS DEM WEG RÄUMEN

Nachdem nun mit ein paar Mythen aufgeräumt und klargestellt wurde, dass wir uns ja eigentlich »nur« in der negativen Energiebilanz bewegen, darfst du dir ein neues, »normales« Essverhalten aneignen. Du wirst dich fragen, warum es trotzdem bei dir nicht funktioniert hat und es ja auch bei so verdammt vielen anderen Menschen nicht funktioniert. Und genau das wird dir beim Lesen der nächsten Kapitel klar werden, wenn wir jetzt gemeinsam darauf schauen, wie das langfristige Abnehmen und dauerhafte Gewichthalten garantiert nicht funktionieren kann.

Dauerhafter Erfolg ohne Verzicht

Tja, und da stolpern wir schon über genau das Wort, das eigentlich bei jeder typischen Diät eine Rolle spielt: Verzicht. »Lass dies weg und verzichte auf das« ist die klassische Aufforderung einer blödsinnigen Diät, die auf einen der vorher genannten Mythen einzahlt. »Dirk, willst du also sagen, dass keine Diät funktionieren kann?« Na ja, das kommt natürlich darauf an, was wir unter »funktionieren« verstehen. Natürlich kannst du – und das hast du auch sicher schon getan – ein paar Kilo mit einer Diät und dem damit verbundenen Verzicht abnehmen. Für mich bedeutet »funktionieren« aber, dass ich dauerhaft meinen Erfolg halte, und mein persönlicher Erfolg ist eben nicht der, dass ich dir von einer 20-Kilo-Abnahme berichten kann, sondern der Nachsatz, dass ich diese seit acht Jahren halte. Wäre das mit Verzicht möglich gewesen? Nein! Und das ist etwas, was ich erst nach sehr lange Zeit kapiert habe. Nicht nur dass Verzicht überhaupt nicht nötig ist, sondern dass es genau mit diesem Verzicht einfach überhaupt nicht klappen kann. Wie ich darauf komme? Na ja, frag dich doch mal, ob du Lust hast, ab heute dein gesamtes Leben lang auf irgendetwas zu verzichten, und ich spreche jetzt nicht von irgendetwas, was du eh nicht magst, sondern von den Sachen, die du liebst. Natürlich willst du das genauso wenig wie ich und darin kann ja auch nicht der Sinn liegen.

Kein Mensch, der nicht mit Gewichtsproblemen zu kämpfen hat, verzichtet auf irgendetwas. Das kann also nicht der Schlüssel sein. Aber welchen Schlüssel gibt es dann? An dieser Stelle kommt das Zauberwort Ernährungsumstellung ins Spiel. Und ich höre dich jetzt schon laut rufen, dass du doch schon lange weißt, dass du deine Ernährung umstellen musst – und das glaube ich dir sogar. Und doch erlebe ich zwischen Wissen und Umsetzung ganze Welten an Unterschieden. So frage ich mich häufig, warum genau die Personen, die doch wissen, dass sie ihre Ernährung umstellen müssen, immer Sätze wie »Ich darf dies nicht essen« und »Das darf ich nicht im Haus haben« oder »Ich verzichte jetzt erst mal auf …« im Repertoire haben. Genau so funktioniert es nämlich nicht. Wir dürfen hier an dieser Stelle neben der vorher mehrfach zitierten negativen Energiebilanz nun verinnerlichen, dass wir für uns einen Weg finden werden, bei dem wir nicht verzichten. Natürlich werde ich Dinge ändern müssen, denn ich bin nicht ohne Grund übergewichtig, und ganz sicher wird es nicht möglich sein, jeden Tag eine Tafel Schokolade und eine fette Pizza zu essen. Trotzdem möchte ich, dass du alles in deinem Abspeckweg einbaust, was du magst. Es wird nichts weggelassen. Und jetzt bekommst du hier an dieser Stelle deine erste Aufgabe:

Nimm dir bitte einen Zettel und einen Stift oder eine digitale Alternative und schreibe alle Lebensmittel auf, die du aktuell zu deinen Lieblingen zählst und auf die du nicht verzichten möchtest. Es gibt hierbei kein Limit, was die Anzahl betrifft.

Hebe diese Sammlung bitte sehr gut auf, denn du wirst dafür sorgen, dass all diese Lebensmittel auf deinem Weg eine Rolle spielen und dass sie in der Häufigkeit vorkommen, wie sie dich zufrieden machen und in die negative Energiebilanz passen. Das Geheimnis hierbei ist eine gute Planung. Baue die Lebensmittel in deinen Tages- oder Wochenablauf ein und baue den Rest passend aus Sicht der Energiebilanz drumherum. Überprüfe diese Liste regelmäßig und passe sie an, wenn sich etwas verändert. So stellst du sicher, dass du deine Ernährung wirklich umstellst und auf nichts verzichten musst. Nur so kannst und wirst du erfolgreich sein.

Ist deine Ernährung alltagstauglich?

Der Übergang von einer Ernährungsumstellung ohne Verzicht zur Alltagstauglichkeit ist fließend. Was es da für einen Zusammenhang gibt? Na ja, genauso wie du nicht dein Leben lang auf die Dinge verzichten willst, die du auf deine Liste geschrieben hast, wirst du auch keinen Weg gehen wollen, der nicht in deinen Alltag passt. Und ich schreibe hier ganz bewusst deinen Alltag und nicht den Alltag, denn dein Weg muss zu dir passen und den Weg gibt es nicht! Von daher kann ich dir natürlich an dieser Stelle auch überhaupt nicht sagen, was für dich alltagstauglich bedeutet, aber ich kann dir mit Sicherheit ein paar Impulse dazu geben. Eines ist nämlich klar: Hier haben wir die nächste große und entscheidende Stellschraube für deinen Erfolg.

Welche Dinge dürfen wir denn auf deren Alltagstauglichkeit überprüfen?

> Du hast Spaß und Freude an deiner Ernährung!

Klingt so simpel und ist doch so entscheidend. Wie oft musstest du dich schon einmal in eine Diät reinquälen. Wie wenig Freude hattest du bei dem Gedanken, wenn du an die anstehende Zeit gedacht hast? Das wird diesmal anders sein! Alltagstauglich ist deine Ernährung dann, wenn du mit Freude daran denkst, wenn sich dir nicht der Magen umdreht oder du schon beim Drübernachdenken ein schlechtes Bauchgefühl hast. Behalte also an jeder Stelle im Auge, ob du noch Freude an dem ganzen Unterfangen hast, und wenn du das mit Ja beantwortest, ist der Übergang zum folgenden Punkt fließend:

Du kannst deine Ernährung dein ganzes Leben lang so weiterführen.

Denn genau auf diesen Punkt kommt es ja schlussendlich an. Wenn wir vom dauerhaften Erfolg sprechen und ja nun gelernt haben, dass wir unsere Energiebilanz in Balance halten dürfen, müssen wir uns auf »lebenslänglich« einstellen. Damit meine ich aber nicht lebenslange Einschränkung, sondern einen Weg, den wir mit Freude (Punkt 1) das gesamte Leben lang gehen können und wollen (Punkt 2). Wenn du diese beiden Punkte in Kombination erfüllst, wird das Ganze auf einmal gar nicht mehr so schwierig. Logisch, oder? Dies gilt übrigens nicht nur für die Ernährung, sondern für wirklich alles, was du dir im Zusammenhang mit einem gesunden Lebensstil vornimmst – wie etwa das später noch behandelte Thema Bewegung.

Deine Vorlieben werden berücksichtigt.

Wir alle haben unterschiedliche Vorlieben (Punkt 3), was unsere Ernährung betrifft. Dem einen sind drei feste Mahlzeiten wichtig, die andere mag dauerhaft snacken und mehrere kleine Mahlzeiten. Der eine legt Wert auf das gemeinsame Familienfrühstück, die andere isst die große Hauptmahlzeit gern abends nach getaner Arbeit. Einige von uns lieben es, zu kochen und zu planen, die anderen hassen es wie die Pest. Vielleicht ist dir die Abwechslung auf dem Teller wichtig, jemand anderem ist das völlig wurscht. All das ist schlussendlich völlig egal! Wichtig für dich ist, dass du deine Ernährung deinen eigenen Vorlieben anpasst, und dabei gibt es kein Richtig oder Falsch. Deine Ernährung muss zu dir passen!

Und mehr ist es eigentlich nicht. Ich gebe dir an dieser Stelle den Rat, die genannten drei Punkte – Freude am Essen, langfristige Zufriedenheit, Vorlieben bei der Tagesgestaltung der Mahlzeiten – miteinander zu kombinieren und dir damit schon mal deinen ersten groben Plan auszuarbeiten. Gehe für dich also noch einmal diese Punkte durch und schreibe dir auf, was dir wichtig ist und was das für dich bedeutet.

Das »alte« Essverhalten ablegen

Dieser Punkt ist schnell erklärt. Ich weiß nicht, wie oft ich den Satz »Na ja, und wenn ich wieder normal esse, nehme ich sofort wieder zu« gehört habe. Das Problem dabei ist: Wenn wir »normal« essen, ist unsere Energiebilanz ausgeglichen und wir nehmen nicht zu. Wie die Menschen, die einfach nie ein Gewichtsproblem haben. Sie pendeln es instinktiv aus. Wir tun das nicht, da wir ein Gewichtsproblem haben. Wir dürfen uns also an dieser Stelle selbst in die Augen schauen und uns bewusst machen, dass wir niemals »normal« gegessen haben. Von daher führt auch kein Weg in das alte Essverhalten zurück. Denn das alte Verhalten führt auch zum alten Ergebnis. Wir werden also nachhaltig etwas verändern dürfen, wenn wir dauerhaft erfolgreich sein wollen. Sag also genau jetzt »bye-bye« zu deinem alten »normalen« Essverhalten.

Selbstverantwortung übernehmen

Immer sind die anderen schuld. Du hast es ja so schwer und niemand unterstützt dich. Außerdem ist das Wetter schlecht, deine ganze Familie dick, du hast gerade Rücken, Stress im Job und du brauchst einfach mal einen Arschtritt von außen. Kannst du vergessen! Die Motivation kommt komplett von innen heraus. Wir brauchen niemanden zum Abnehmen, denn niemand steckt dir in der Regel das Essen in den Mund. Höre also auf, nach irgendetwas im Außen zu suchen, und schaue auf die Person, auf die es einzig und allein ankommt: Auf dich! Keine Sorge, wir werden uns natürlich mit dem Thema der Eigenmotivation noch ausführlich beschäftigen. Damit lasse ich dich nicht allein. Die Erkenntnis jedoch, dass nur du der Schlüssel für deinen Erfolg bist, darf jetzt schon da sein.

»Ich will ja abnehmen!« Ach, was ich im Leben so alles will :-) Getan und geschafft ist dadurch jedoch leider noch absolut gar nichts. Beim Abnehmen ist das Ganze dann auch wirklich ziemlich brutal: Vom Wollen allein wirst du kein Gramm verlieren. Wenn du also in einer Ich-will-aber-Haltung bist, kannst du alles, was nach dem »aber« kommt, in die Tonne treten. Beim Abnehmen musst du ins Tun kommen. Alles andere bringt dich nicht weiter. Und glaube mir eines: Ich habe in meinem Leben schon vielen Menschen geholfen, die jahrzehntelang »wollten«, aber erst durch die richtigen Impulse ins Tun gekommen – und damit erfolgreich geworden – sind. Das bekommen wir zwei jetzt mit diesem Buch mal deutlich schneller hin.

Frage dich: *Willst* du noch oder *tust* du schon?

WARUM SO VIELE MENSCHEN TROTZ ALLEM NICHT ABNEHMEN

Da möchte ich wirklich noch einmal ganz genau mit dir hinschauen. Wir haben gerade so einige Erkenntnisse gesammelt. An der einen oder anderen Stelle hast du sicherlich auch schon etwas gefunden, woran du arbeiten kannst. Trotzdem denkst du vielleicht so für dich: »Hmm, das ist doch eigentlich kein Hexenwerk …«, und trotzdem nimmt die Zahl der Übergewichtigen immer mehr zu. Das Wissen über gesunde Ernährung steigt parallel dazu noch an. Ich selbst muss heutzutage relativ wenig über gesunde Ernährung sprechen oder hierzu etwas erklären. Es gibt immer mal wieder Mythen zu entlarven, wie ich es in diesem Buch ja jetzt auch schon getan habe, aber eigentlich ist die Ausrichtung dann auch klar. Warum kann ich das Buch denn dann an dieser Stelle nicht einfach beenden? Ist jetzt nicht bereits alles gesagt? Und wenn das doch eigentlich so klar und einfach ist: Warum schaffen es dann so verdammt viele Menschen nicht, ihr Wunschgewicht zu erreichen?

Wir haben kein Wissensproblem, sondern ein Umsetzungsproblem

Im Grunde genommen ist es einfach so, dass wir »von der falschen Seite bespielt« werden. Wenn du in dich gehst und vielleicht auch mal bei dir selbst schaust, an welcher Schraube du meistens auf deinem Weg zum Wunschgewicht drehen wolltest, wirst du hierbei meist auf die »Schraube« Wissen treffen. Das ist genau das Thema, zu dem wir immer wieder Impulse von außen bekommen. Da wird für das neue Wundermittel geworben oder der heißeste Diättrend aus Hollywood promoted. Mal sind es die bösen Kohlenhydrate, dann wiederum werden irgendwelche Lebensmittel zu »Fettburnern« oder »Stoffwechselboostern« erklärt und dann ist es mal wieder irgendein Promi, der ja innerhalb von einer Woche wahre Traummaße erzielt und dabei vor allen Dingen auf die Ananas gesetzt hat. Wenn nichts mehr geht, erleben die verschiedenen Diätformen mal wieder ein Comeback und wir werden alle schlank im Schlaf. Insgesamt alles ein kompletter Blödsinn und trotzdem ist es ein Fass ohne Boden.

Worüber allerdings niemand spricht, ist das, worum es eigentlich geht: Um die Umsetzung! Das ist nämlich das wahre Problem und wenn du genau hinschaust, wird das auch ganz schnell klar. Wenn ich bei mir schaue, bestand das Problem nicht darin, dass ich zu früheren Zeiten nicht abnehmen konnte. Wenn ich nicht etwas völlig Absurdes ausprobierte, wobei ich schon nach wenigen Tagen die Segel strich, habe ich es schon geschafft abzunehmen. Manchmal auch echt eine ganze Menge und ich war auch schon zweimal bei meinem Wunschgewicht angekommen. Aber was nutzt es mir, wenn ich mich eine Zeit lang völlig einschränke, dabei nichts lerne und dann wieder in mein altes Verhalten zurückfalle? Genau: Altes Verhalten gleich altes Ergebnis! Und wenn wir den Blick jetzt mal von mir und vielleicht auch von dir abwenden und in die große weite Welt hineinschauen, ist es eben auch nicht so, dass die Menschheit nicht wüsste, wie sie Gewicht verliert. Spätestens mit dem Wissen zur hier bereits mehrfach zitierten negativen Energiebilanz ist dieses Thema sowieso vom Tisch. Es geht aber doch einfach darum, dass es kaum jemand hinbekommt, sein Gewicht dauerhaft zu halten beziehungsweise sich einen Lebensstil anzueignen, der dauerhaft machbar und lebenswert ist. Es geht hier also ganz klar ums Umsetzen. Nur spricht darüber einfach kaum jemand. Und warum ist das so? Na ja, mit dem Begleiten der Umsetzung können Coaches wie ich vielleicht noch 'nen Euro verdienen und wirklich etwas bewegen. Für die Diätindustrie ist dies aber relativ uninteressant. Da wird doch lieber der hundertste Mythos erfunden, um weitere Hoffnung zu generieren, irgendwelchen Krempel zu verkaufen und die Menschen erneut an ihrem Problem scheitern zu lassen. Ich weiß, das mag jetzt gerade harte Kost sein, aber trotzdem halten wir an dieser Stelle fest: Wir haben ein Umsetzungsproblem und kein Wissensproblem!

Warum wollen wir dann trotzdem immer mehr wissen?

Wir haben oftmals das Problem, dass wir einfach nur schwer greifen können, dass es wirklich an uns selbst liegt. Das liest sich schon so befremdlich und viele von uns fühlen sich in der Rolle unwohl, dass sie etwas »nicht hinbekommen«. Parallel dazu haben noch so viele Menschen diesen Traum von »Ich finde einen Knopf, drücke ihn und dann geht alles ganz einfach und ganz schnell«. Von daher suchen wir dann lieber verzweifelt nach dem letzten kleinen Detail, das wir vielleicht noch nicht wissen oder korrekt anwenden. Dieses Detail könnte es ja sein, was den Unterschied macht. Und genau in diese Kerbe der Detailsuche hauen dann die Magazine und Co. hinein. »Wenn ich mir vielleicht doch 'nen lauwarmen Espresso jeden Morgen durch das linke Nasenloch ziehe …« Du merkst, worauf ich hinauswill :-)

Der Nachteil dieses Immer-mehr-wissen-Wollens und der »Detailsuche« ist, dass wir uns immer mehr von den Basics entfernen, die wirklich wichtig sind. Wenn ich mit Menschen arbeite, stoppe ich sofort diesen Detail- und Finetuning-Blödsinn und fokussiere mich wieder auf die Basics, die ich dir ja vorn im Buch schon vorgestellt habe. Allein hierdurch setzen dann schnell die ersten Erfolge ein und der Druck geht raus. Im nächsten Schritt schaue ich dann natürlich auf das jeweilige Verhalten und hier beginnt dann die wahre und extrem effektive Arbeit. Wissen wird dich also nicht weiterbringen. Höre auf, immer mehr wissen zu wollen, und notiere dir direkt eine wichtige Regel, die ich immer wieder kommuniziere:

Höre auf zu fragen und komme Schritt für Schritt ins *Tun*!

Wie wir ins *Tun* kommen können

Das Wichtigste dabei ist, zuerst einmal das eigene Mindset – also die persönliche Einstellung und Denkweise – genau darauf zu programmieren. Wir hören also ab sofort auf, irgendwelche Fragen zu stellen und immer mehr wissen zu wollen, und starten dafür mit unseren ersten Taten. Natürlich werde ich dich in den kommenden Kapiteln durch ganz viele Möglichkeiten des »Ins-Tun-Kommens« führen. Eine Sache müssen wir beiden aber vorher vereinbaren. Ohne diese Sache geht es nicht und die dazugehörige Entscheidung kannst nur du allein treffen: Du musst dir vertrauen! Nein, ich habe mich nicht vertippt und das »dir« mit »mir« verwechselt. Mir musst du nämlich nicht wirklich vertrauen. Es reicht, wenn du mir glaubst, und ich tue in diesem Buch alles dafür, dass dies auch ohne Vertrauen und allein über die Logik gelingt. Aber dir selbst musst du vertrauen. Vertrauen darin, dass auch du nur die normalen Basics befolgen musst, um erfolgreich zu sein. Glauben daran, dass es auch deinen Weg gibt, so wie es für jeden von uns einen gibt. Überzeugt sein davon, dass auch du dauerhaft dein Wunschgewicht erreichen kannst, denn: Abspecken kann jeder!

Um zu schauen, ob du bereit bist und an welcher Stelle du gegebenenfalls noch mal nachschärfen darfst, habe ich dir einen kleinen Test mitgebracht.

Selbsttest: Bist du bereit?

Bei diesem Selbsttest ist es einfach nur wichtig, dass du in den verschiedenen Parts ehrlich zu dir selbst bist. Niemand wird dir beim Ankreuzen über die Schulter schauen und du musst auch niemandem etwas beweisen. Es kann durchaus normal sein, dass an der einen oder anderen Stelle die Bereitschaft fehlt, welche in diesem Fall mehr eine Überzeugung oder innere Haltung ist. Mir ist es aber wichtig, dass wir mit dem richtigen Mindset einsteigen, und das wird hier noch mal abgefragt. Es gibt dabei kein Richtig oder Falsch. Du kreuzt einfach in den jeweiligen Parts bei jeder Frage »ja« oder »nein« an. Ich habe dir bewusst kein »Mittelding« zur Auswahl gestellt, weil ich möchte, dass du dich klar und eindeutig entscheidest. Aber nun leg erst mal los und nach dem Test sage ich dir, wie es weitergeht.

Part 1 – Meine Grundeinstellung	ja	nein
Ich habe verstanden, was die negative Energiebilanz bedeutet.		
Mir ist klar, welche Bedeutung die verschiedenen Nährwerte haben (z.B. Zucker oder Fett).		
Ich weiß, dass ich satt und mit einer ausgewogenen Ernährung mein Ziel erreichen kann.		

Part 2 – Das Abnehm-1×1	ja	nein
Ich weiß, dass ich zum Abnehmen einzig und allein eine negative Energiebilanz brauche.		
Ich habe verinnerlicht, dass Uhrzeit und Art des Essens dabei keine Rolle spielen.		
Meine Ernährung passt zu mir und meinen Vorlieben.		

Part 3 – Dranbleiben	ja	nein
Ich habe verstanden, dass ich mein Ziel nicht dauerhaft mit Verzicht erreichen kann.		
Ich weiß, dass mein ursprüngliches Essverhalten nichts mit »normal essen« zu tun hat.		
Mir ist bewusst, dass meine Motivation aus mir selbst heraus entsteht.		

Part 4 – Umsetzung	ja	nein
Ich habe begriffen, dass ich kein Wissens-, sondern ein Umsetzungsproblem habe.		
Mit meinem Umsetzungsproblem bin ich eine/r von vielen, und das ist okay!		
Ich bin jetzt bereit, ins Tun zu kommen!		

Klasse! Danke für deine Antworten. Lass uns nun einmal schauen, wie es weitergeht. Starte mit der einfachsten Variante: Wenn du in jedem Part öfter »ja« als »nein« angekreuzt hast, lies bitte einfach weiter. Im Folgenden geht es um die Umsetzung.

Wenn du in einem der Parts mehr »nein« als »ja« angekreuzt hast, bitte ich dich, dir die entsprechenden Kapitel noch einmal in Ruhe durchzulesen, um auch diese Parts noch besser zu verinnerlichen und das Selbstvertrauen zu stärken. Hier siehst du, welches Kapitel zu welchem Part gehört:

- Part 1 = Das Abnehmgeheimnis (S. 12)
- Part 2 = Ernährungsmythen (S. 20)
- Part 3 = Stolpersteine aus dem Weg räumen (S. 27)
- Part 4 = Warum so viele Menschen trotz allem nicht abnehmen (S. 33)

Lass das entsprechende Kapitel auf dich wirken. Prüfe die Inhalte immer wieder auf ihre Logik und vergleiche sie auch mit deinen Erfahrungen. Wenn du so weit bist, dass du in jedem der vier Parts öfter »ja« als »nein« ankreuzen kannst, geht's mit den folgenden Kapiteln weiter. Sollte überall »ja« überwiegen, jedoch noch Zweifel bezüglich der negativen Energiebilanz bestehen, lies noch einmal das Kapitel »Das Abnehmgeheimnis« (siehe S. 12). Du wirst dies als Grundlage für dein Mindset brauchen. So, nun geht's aber wirklich weiter …

WIE DU ANFANGEN KANNST

Und jetzt kommen wir gemeinsam ins *Tun*. Wie versprochen gestalten wir gemeinsam Stück für Stück deinen Weg und stellen ihn auf dauerhaften Erfolg ein.

Beachte dabei immer und zu jeder Zeit die folgenden Grundregeln, die ich dir in den kommenden Kapiteln vorstelle.

DRÜCKE DEN RESETKNOPF UND KONZENTRIERE DICH VOLL AUF DIE NEGATIVE ENERGIEBILANZ

Ich habe schon darüber gesprochen. Von daher fasse ich mich hier jetzt kurz, bin aber trotzdem noch einmal sehr eindringlich. Atme tief durch, lasse alle Mythen los, die du bisher gekannt oder an die du bisher geglaubt hast, und verinnerliche dir eines: Alles, was du zum Abnehmen brauchst, ist die negative Energiebilanz. Konzentriere dich also ab sofort nur noch darauf, wie du es schaffst, einen zu dir passenden Weg zu finden, auf dem du entspannt mehr Energie verbrauchen kannst, als du zu dir nimmst.

Nimm den Zeitdruck raus

Einer der größten Killer für den dauerhaften Erfolg ist Zeitdruck. Das Schwierige dabei ist, dass sich fast jeder Mensch auf dem eigenen Abnehmweg diesen Zeitdruck macht. Es muss schneller gehen, es muss sich immer was tun, es muss doch endlich geschafft werden. Die gute Nachricht daran: Wir machen uns diesen Zeitdruck selbst und alles, was wir selbst tun, können wir auch lassen. Von daher werde ich dir nun in einem der wichtigsten Kapitel in diesem Buch erklären, was dein Abspeckweg mit einer Autofahrt zu tun hat und warum dieses Bild dein komplettes Mindset verändern kann. Lies dieses Kapitel also bitte mit voller Konzentration und folge im Kopf den Bildern.

In einer meiner Livesessions hatte ich diese Eingebung und verglich ganz spontan unseren Abspeckweg bildlich mit einer Autofahrt. Das Tolle an diesem Bild ist, dass es superleicht greifbar ist und vieles dadurch einfach klarer wird. Ich möchte dich daher hier und jetzt dazu einladen, diesen Abschnitt besonders aufmerksam zu lesen, denn ich bekomme, nachdem der Vergleich das Licht der Welt erblickt hat, fast täglich Nachrichten von Menschen, denen dieses Bild eine völlig neue und positivere Sicht auf ihren Abnehmweg beschert hat. Und genau dieses Ziel möchte ich auch heute mit dir erreichen!

Stell dir vor ... du fährst mit deinem Auto los und bist auf dem Autobahnzubringer, wechselst zur linken Spur und gibst Vollgas, trittst das Gaspedal durch bis zum Boden, denn du bist hochmotiviert, so schnell wie möglich an dein Ziel zu kommen.

Die allerhöchste Geschwindigkeit, die dein Auto fahren kann, sind vielleicht 250 Stundenkilometer und du denkst dir: Genauso will ich ans Ziel kommen!

Für eine 500-Kilometer-Fahrt benötigst du vielleicht 2 Stunden. Jetzt fragst du dich vielleicht: Kann das denn theoretisch überhaupt funktionieren? Klar kann es das! Vorausgesetzt, du bretterst mit deinen 250 Stundenkilometern ohne jegliche Hindernisse bis zu deinem Ziel durch. Ist das denn realistisch? Wohl kaum. Es gibt Geschwindigkeitsbegrenzungen, Staus, vielleicht schert auch jemand vor dir unerwartet aus und du musst abbremsen. Es ist auch gut möglich, dass dein Sprit früher alle ist, denn du benötigst ja viel mehr davon, wenn du durchgängig bei dieser Geschwindigkeit bleibst. Dann musst du anhalten, um zu tanken.

Du siehst – die rein rechnerisch schön geplante Strecke passt überhaupt nicht zu dem, was auf der Straße in Wirklichkeit los ist.

Dieses Bild würde ich gerne übertragen, denn genauso ist es mit der Gewichtsabnahme auch.

Vielleicht denkst du ja ähnlich, wie ich damals gedacht habe: Wenn ich pro Woche so oder so viel abnehme, müsste ich eigentlich mein Wunschgewicht zu diesem oder jenem Zeitpunkt erreicht haben. Vielleicht läuft das in den ersten zwei Wochen sogar ganz gut und du schaffst die erste Strecke mit 200 Stundenkilometern auf der linken Spur. Aber dann merkst du, dass der Verkehr gar nicht so vorhersehbar und gleichmäßig ist. Beim Abnehmen sind das die ersten Hindernisse, die ersten Rückschläge, die ersten Schwierigkeiten, mit denen du vielleicht nicht gerechnet hast. Eventuell tauchen Situationen auf, die du nicht mehr spielend leicht lösen kannst, und plötzlich wird dir bewusst, dass du nie im Leben pünktlich ankommst. Was tust du? Du gibst auf!

Ich bin mir sicher, dass auch du das schon mindestens einmal erlebt hast. Wahrscheinlich rattert es jetzt schon bei dir im Kopf, wohin ich mit meiner Geschichte will, aber ich zeichne das Bild von der Autofahrt gerne noch etwas weiter … Wenn du dich in dein Auto setzt, gibst du im Navi dein Ziel ein – beim Abnehmen wäre das dein Wunschgewicht. Der entscheidende Unterschied zwischen Abnehmen und Autofahrt ist allerdings der, dass du bei der Autofahrt in der Regel ein Ziel hast, an dem du pünktlich erscheinen musst – beispielsweise einen wichtigen Termin oder eine Verabredung. Es gibt immer einen Grund, weshalb du dich in dein Auto setzt, und es steckt meistens ein gewisser Zeitdruck dahinter.

Was jetzt kommt, mag vielleicht banal klingen, aber es ist enorm wichtig für dein Mindset und deinen Erfolg: Beim Abnehmen wartet *niemand* am Ziel! Du *musst* das Ziel nicht in einer vorgegebenen Zeit erreichen.

Den Druck, den du verspürst, *machst du dir selbst.*

Natürlich gibt es Ausnahmen und auch diese habe ich in meiner Zeit als Abnehmcoach bereits erlebt. Wie zum Beispiel die Braut, die zur Hochzeit, die nun mal ein fester Termin ist, in ihr Traumkleid passen will.

Beim Abnehmen gibt es aber normalerweise keine Zeitvorgabe. Es ist völlig egal, wann du an deinem Ziel ankommst. Diese Tatsache ist ein ganz bedeutendes Element auf deiner Abnehmreise.

Natürlich kannst du dir ein Ziel stecken – denn andernfalls fragst du dich im Laufe deiner Reise vielleicht irgendwann, warum du das alles überhaupt machst. Es ist also durchaus wichtig, dass du weißt, *warum* du da ankommen möchtest, wo du hinwillst. Aber es ist mindestens genauso wichtig, dass du dir darüber im Klaren bist, dass es egal ist, *wann* du dort ankommst.

Niemand wartet auf dich, denn wir nehmen einzig und allein für uns selbst ab!

Wenn wir uns jetzt die Autofahrt noch mal angucken, haben wir nun festgelegt, wo wir hinwollen und dass es egal ist, wann wir dort ankommen. Der nächste Schritt ist nun, sich über die Fahrt selbst Gedanken zu machen.

Was darf auf gar keinen Fall auf dieser Fahrt passieren?

Wenn wir das Bild mit dem Navi-Ziel im Vergleich zum Wunschgewicht ins Auge fassen, ist es in der Realität so, dass nur zählt, dass du in deinem Auto sitzen bleibst und so lange fährst, bis du ankommst. Wie lange das dauert, ist beim Wunschgewicht nebensächlich bis völlig egal.

Denn wenn du dich in dein Auto setzt und auf das Ziel zufährst, egal in welcher Geschwindigkeit, dann *lässt es sich nicht vermeiden, dass du irgendwann ankommst.*

Was natürlich passieren kann, ist, dass du im Stau stehst. Dass es nicht so schnell vorangeht, wie du es dir wünschst. Das passiert auch beim Abnehmen!

In diesem Fall hol dir einfach wieder das Bild von der Autofahrt in dein Bewusstsein. Du würdest nämlich in deinem Auto niemals auf die Idee kommen, mitten in einem Stau auszusteigen, dein Auto stehen zu lassen und zu Fuß zurück nach Hause zu gehen. Denn wenn du das tust, kommst du definitiv nie ans Ziel. Und außerdem steht dein Auto mitten auf der Autobahn, das ist aber ein anderes Problem … ;-) Solange du aber im Auto sitzen bleibst, ist das Schlimmste, was dir passieren kann, dass du stehen bleibst. Wenn du beim Abnehmen schon einmal so einen Stau erlebt hast, dann wirst du wissen, dass es in der Regel irgendwann wieder weitergeht – wie auf der Straße auch.

Und sollte es mal *nicht* weitergehen, dann weißt du inzwischen, es liegt daran, dass du die negative Energiebilanz nicht mehr einhältst. Wo du aber sicher sein kannst: Solange du in diesem Auto sitzen bleibst, hast du deinen Weg zum Ziel nicht abgebrochen, sondern befindest dich noch auf ihm.

Ein weiteres realistisches Bild ist, dass der Stau dich dazu zwingt, einen Umweg zu fahren. Vielleicht sagt dein Navi dann: »Sie brauchen eine Stunde länger bis zu Ihrem Ziel.« Beim Abnehmen wäre das dann eher eine Woche oder ein Monat länger … Natürlich passt uns das nicht und wir haben das Gefühl, uns weiter von unserem Ziel zu entfernen. Aber auch hier gilt: Wenn du einen Umweg fährst, ist es nicht so, dass du dein Ziel nicht erreichst. Du erreichst dein Ziel einfach nur später.

Das ist ärgerlich beim Autofahren, weil in der Regel jemand oder etwas auf dich wartet. Beim Abnehmen ist das aber völlig egal. Bitte nimm den Unterschied an dieser Stelle unbedingt wahr – wenn du diesen Umweg fährst, bleibst du auf deinem Kurs. Du wirst vielleicht später ankommen, *aber du wirst auf jeden Fall ankommen.* Wenn du allerdings auf dem Umweg entscheidest, ich fahre rechts ran, steige aus, schmeiße den Schlüssel weg und gehe nach Hause, wirst du dein Ziel nicht erreichen. Und das Gute dabei ist: Ob du aussteigst und den Schlüssel wegwirfst oder eben einfach immer weiterfährst – das entscheidest du allein!

Die Frage ist jetzt also: Wie möchtest du dir deine Autofahrt gestalten? Angenommen, es wäre möglich, mit 250 Stundenkilometern auf der linken Spur zum Ziel durchzupreschen, weil die Straße komplett frei ist. Was hast du in dieser Zeit von deiner Umgebung gesehen? Was hast du in dieser Zeit gelernt? Was hast du für dich persönlich mitgenommen? *Nichts!* Du hast einfach auf Durchzug geschaltet und alles an dir vorbeirauschen lassen. Hier gibt es beim Abnehmen wieder einen bedeutenden Unterschied zur Autofahrt – denn während du dich nach deiner Autofahrt bei der Ankunft ausruhen, vielleicht hinlegen oder sogar etwas essen kannst, um wieder zu Kräften zu kommen, ist das beim Abnehmen anders. Das Ziel beim Abnehmen ist nämlich nicht nur, das Wunschgewicht irgendwie zu erreichen, sondern parallel dazu auch eine Strategie entwickelt zu haben, mit der du dieses Wunschgewicht dann auch dein ganzes Leben lang halten kannst. Wenn du auf deinem Weg zum Ziel mit 250 Stundenkilometern durchbretterst, wird dich das früher oder später einholen, denn du magst vielleicht angekommen sein, aber dein Abnehmziel hast du damit noch nicht erreicht. Vielleicht hast du das sogar schon mal am eigenen Leib erfahren, wenn du dein Wunschgewicht auf der Waage bereits erreicht hattest, aber das Gewicht nicht halten konntest. Dann hast du bestimmt gemerkt, dass du zwischendurch auf deiner 250-Stundenkilometer-Fahrt mal auf die Bremse treten musstest und schnell wieder in deine alten Verhaltensmuster zurückgefallen bist. Die daraufhin folgende Gewichtszunahme wird häufig fälschlicherweise als Jo-Jo-Effekt bezeichnet. Sie bedeutet aber einfach nur, dass du wieder in der positiven Energiebilanz bist.

Ich kann dir aus meiner jahrelangen Erfahrung als Abnehmcoach sagen, dass ich bereits etliche Menschen kennengelernt habe, die schnell viel abgenommen haben. Aber kaum einer davon hat das Gewicht auf diese Weise dauerhaft halten können. Was schnell zum Erfolg führt, hat nur sehr selten etwas mit Alltagstauglichkeit, mit Genuss, mit langfristiger Zufriedenheit zu tun. In der Regel geht das nur mit dauerhaftem Verzicht und Hochleistungssport, den niemand von uns in sein Leben integrieren kann. Deshalb: Mach's dir hübsch!

Das Beste, was du tun kannst, ist, dir deine Fahrt so angenehm wie möglich zu machen. Vielleicht bewusst mal nur Landstraße zu fahren und die Aussicht zu genießen. Das bedeutet auf den Abnahmeerfolg bezogen: Du genießt dein Leben! Du genießt die Herausforderung!

Du genießt, dass es auch mal langsamer geht! Vielleicht sagst du sogar im Nachhinein: Ich bin froh, die Landstraße gefahren zu sein, denn da habe ich Dinge gesehen und erlebt, die ich auf der Autobahn nie wahrgenommen hätte. Eine gute Strategie ist also, dass du dir dein Auto für die Fahrt gut einrichtest. Wenn du einen weiten Weg vor dir hast: Wie machst du es dir in deinem Auto so bequem, dass diese Zeit erträglich wird? Vielleicht stellst du dir ein paar Snacks auf den Beifahrersitz oder du sorgst für ein angenehmes Klima, nimmst deine Lieblingsmusik mit, telefonierst vielleicht mit einer Freundin oder einem Freund über die Freisprechanlage.

Im Idealfall sollte sich auch der Weg zu deinem Wunschgewicht so gestalten, dass du, wenn du angekommen bist, das Gefühl hast: Ich könnte ewig so weitermachen! Fühlt sich dein Abnahmeweg an wie eine entspannte Autofahrt, die du unendlich weiterführen könntest? Ich denke, die meisten werden nun mit »Nein« antworten. Wenn du mit »Ja« antworten kannst, dann hast du den wahren Erfolg bereits erzielt! Wenn du in einer Situation bist, in der du sagst, du könntest diese Autofahrt noch 48 Stunden ohne Anstrengung so fortführen, dann ist es in dem Moment egal, wie weit dein Ziel noch entfernt ist, denn du wirst es irgendwann erreichen, und zwar ohne Qual, ohne Mühe und ohne Stress.

Das ist das, was ich dir für deinen Abnahmeweg mitgeben will, egal, wie lang er auch sein mag: Der wahre Erfolg ist, wenn du nach den ersten verlorenen Kilo einen Weg gefunden hast, mit dem du ohne Anstrengung auch die restlichen Kilo verlieren kannst. Und dabei ist es egal, wie lange das dauert, denn solange du auf diesem Weg bleibst, wirst du auch irgendwann dein Ziel erreichen. Wenn du dann angekommen bist, wirst du dir vielleicht entweder ein neues Ziel stecken, weil du den Weg so genossen hast. Vielleicht gar nicht in Bezug auf dein Gewicht, sondern eventuell möchtest du sportlicher werden, an deinem Schlafverhalten etwas ändern oder dein Mindset auf den richtigen Kurs bringen. Oder aber du entscheidest dich dafür, dein Auto am Ziel zu parken und es dir dort so richtig gut gehen zu lassen. Das Ziel soll sich so gut anfühlen, dass du den Weg nie wieder zurückfahren willst.

Auch ich war früher ein superschneller Autofahrer und wollte oft auf der linken Spur bis zu meinem Ziel durchbrettern. Ich bin auch häufig weit damit gekommen, habe es sogar schon bis zu meinem Ziel geschafft. Aber ich bin jedes Mal wieder zurückgefahren. In den meisten Fällen habe ich allerdings auf dem Weg das Auto stehen lassen und bin zu Fuß nach Hause gegangen. Mein letzter Weg, der vor acht Jahren startete, hat deutlich länger gedauert. Ich habe 20 Kilo abgenommen, und das nicht am Stück. Doch die Qualität meines Weges war deutlich besser. Ich habe meine Ernährung dauerhaft umgestellt, sodass ich in der negativen Energiebilanz war, und logischerweise habe ich damit auch abgenommen. Am Ziel angekommen, habe ich es mir jeden Tag schöner gemacht und tue das bis heute. Ich habe es mir so eingerichtet, dass ich gar keine Sehnsucht nach meinem alten Zuhause, das heißt meinem alten Leben und meinen alten Gewohnheiten bekommen kann. Die Gefahr, dass ich wieder zurückfahre, ist nicht existent. Ich werde nie wieder zurückfahren. Natürlich habe ich ab und zu Gewichtsschwankungen und distanziere mich hin und wieder von meinem neuen Leben. Aber diese Ausflüge dauern nie lange, denn ich erinnere mich gerne an die schöne Autofahrt, setze mich ans Steuer und fahre ohne Probleme wieder das kleine Stück zurück zu meinem Ziel. Alles, was zählt, bist du!

Wichtig für einen dauerhaften Abnehmerfolg ist, das richtige Mindset, also die richtige Einstellung, dafür zu haben. Das Bild von der Autofahrt hilft dabei unglaublich! Behalte also immer im Kopf: Das Einzige, was dich davon abhält, dein Ziel zu erreichen, ist, dass *du* dich entscheidest, aus deinem Auto auszusteigen, den Schlüssel wegzuwerfen und zu Fuß nach Hause zu gehen. Das ist etwas, wofür du dich *bewusst* entscheiden musst, das passiert nicht einfach so. Und warum solltest du das tun, wenn du doch ganz genau und hundertprozentig weißt, dass du irgendwann ankommen wirst, egal, wie lange die Fahrt dauert?

Vielleicht stimmst du mir zu, dass die Entscheidung weiterzufahren eigentlich alternativlos ist. Deshalb richte es dir in deinem Auto so schön ein, dass du – egal mit wie vielen Umwegen – *deine* Fahrt zu *deinem* Ziel genießen kannst. Auch wenn du mal »Mist baust«, bedeutet das nicht, dass du die Fahrt beendet hast, sondern nur, dass du einen Umweg gefahren bist. Vielleicht entscheidest du dich ja sogar bewusst dazu, von der Autobahn runter und lieber ein Stück Landstraße zu fahren, weil du diesen Ausblick genießen möchtest. Wenn du dir dieses Bild einprägst, kann nichts mehr schiefgehen.

SEI OFFEN FÜR NEUES

Es klingt ein bisschen nach einer Floskel, aber das Thema »Offensein für Neues« hat auf deinem Weg eine sehr große Bedeutung. Dabei geht es aber gar nicht darum, nun den neuesten Quatsch der Mythen zu glauben; Offenheit für Neues hat eher etwas mit Loslassen und Vertrauen zu tun. Loslassen von alten Glaubenssätzen. Loslassen von allen bisher gemachten Erfahrungen. Loslassen von Druck, Zweifeln und gefühlter Machtlosigkeit. Stattdessen darauf zu vertrauen, dass »einfacher« in diesem Fall auch »erfolgreicher« heißt. Darauf, dass du hauptsächlich an deinem Mindset arbeiten darfst. Und dass du diesmal an dein Ziel kommen wirst, weil du es diesmal anders angehst.

Der Satz, den ich in diesem Zusammenhang von den meisten Menschen gehört habe, die ich begleite, ist: »Hätte ich gewusst, dass es eigentlich so einfach ist! Warum bin ich da nicht früher und von allein drauf gekommen!?« Und keiner von diesen Menschen hätte das vorher so erwartet. Wenn du an dieser Stelle auch noch skeptisch bist: Willkommen im Klub! Schenke dir aber selbst dein Vertrauen, dass auch du, wie eben jeder, abspecken kannst.

AB JETZT JEDEN TAG ETWAS TUN!

Jetzt ist es an der Zeit, mit den nächsten Kapiteln jeden Tag etwas zu tun. Nimm auch hier immer wieder den Druck heraus. Es geht nicht darum, jeden Tag die Welt zu verändern. Achte einfach nur darauf, dass du nicht nur im Lesemodus bist, sondern eben auch die hier angesprochenen Dinge umsetzt. Gewöhne dir doch einfach an, nach dem Aufstehen kurz aufzuschreiben, was diese eine Sache an diesem Tag sein wird, die du *tun* wirst.

LOS GEHT'S!

So, und genau darum geht es in den nächsten Kapiteln: Wir gehen die wichtigsten Dinge durch, die du zum einen für deinen Start, aber zum anderen auch für den dauerhaften Erfolg brauchst. Lies also alles ganz aufmerksam mit, überspringe keinen Punkt und halte Zettel und Stift bereit.

DEIN WARUM

Dein Warum ist einer der wichtigsten, wenn nicht sogar der wichtigste Schlüssel auf dem Weg zu deinem dauerhaften Erfolg. Immer wenn du ja »eigentlich weißt, wie es geht …«, demotiviert bist, an Herausforderungen scheiterst oder dir einbildest, dass es einen »Schweinehund« gibt, der dich steuern kann, fehlt dir nur eines: Ein kraftvolles Warum aus dem Herzen!

Was ist das Warum?

Das *muss* jetzt ja deine Frage sein, nachdem du den letzten Absatz gelesen hast! Das Warum ist dein innerer Antrieb, die Eigenmotivation, die tief aus deinem Herzen kommt. Es ist die Antwort auf die Frage: »*Warum* möchtest du denn aus tiefstem Herzen abnehmen?« Schnell finden wir dabei »Gründe«, die vermeintlich logisch sind oder aus dem Kopf heraus entstehen: »Man sieht doch, dass ich abnehmen muss«, »Na ja, für die Gesundheit« oder »Ich fühle mich einfach nicht mehr wohl«. Wenn du aber mal auf diese Aussagen schaust, die du dir bestimmt auch schon einmal gesagt oder sie von irgendjemandem gehört hast, wirst du auch bemerken, dass diese »Argumente« nicht zu reichen scheinen, um dein Ziel zu erreichen. Klingt natürlich jetzt brutal, ist aber genau das Problem, das so viele von uns haben. Wir haben einfach kein Warum aus dem Herzen, sondern eines, das aus dem Kopf kommt. Und dieses Kopf-Warum soll uns dann motivieren, durch Herausforderungen tragen und ans Ziel bringen? Du merkst es gerade selbst, oder?

Übung zum Finden des eigenen Warum

Nimm dir nun an dieser Stelle die Zeit dafür, dein Warum zu finden. Noch einmal: Es muss aus dem Herzen kommen. Spüre in einem ruhigen Moment ein bisschen in dich hinein. Solltest du das Gefühl haben, dein Warum schon gefunden zu haben, überprüfe es mit dieser Übung gern noch einmal.

Stell dir vor, dass du völlig allein auf dieser Welt bist. Vielleicht befindest du dich auf einer einsamen Insel. Stell dir vor, es gibt nur dich, das Wasser, die Insel und mehr nicht. Überlege dir nun, warum du auch in dieser Umgebung unbedingt abnehmen möchtest. Hinterfrage noch einmal den Grund, warum du es wirklich willst. Weshalb ich dieses Beispiel wähle, ist, dass du dadurch den Grund herausfindest, warum du wirklich und für dich abnehmen möchtest. Das sind die Geheimnisse eines starken Warum: Dass du es *für dich* tust und dass dein Warum aus deinem Herzen kommt. Ja, dein Warum muss aus dem Herzen kommen und nicht aus dem Verstand.

Überprüfe von daher jetzt noch einmal das Warum, das du gerade gefunden hast, ob es auch wirklich die benötigte Motivation darstellt, wenn du dich hineinfühlst. Denn schlussendlich ist genau dies die Aufgabe deines Warum. Es soll uns über Herausforderungen tragen, unsere Motivation oben halten und uns vielleicht sogar bis zum Ende unseres Weges begleiten und dauerhaft motivieren. Genau das kann nur gelingen, wenn das Warum eben aus dem Herzen kommt und nicht aus dem Kopf. Die Gefahr dabei ist, dass so unendlich viele Gründe im Kopf entstehen, etwa: »Es ist doch klar, so wie ich aussehe, muss ich einfach abnehmen!« Schlussendlich sind solche »Gründe« aber nicht zwangsläufig auch dein Warum.

Schließe jetzt also die Augen und gehe Schritt für Schritt folgende Dinge durch. Stelle dir die Frage: Warum möchte ich wirklich abnehmen? Und wenn du dir diese Frage beantwortest hast, dann holst du dir dieses Warum noch einmal vor Augen und fragst dich: Kann es das Warum sein, das mich durch all meine Herausforderungen trägt? Passiert irgendetwas in oder mit mir, wenn ich mir dieses Warum vor Augen hole? Wenn ja, bist du auf einem guten Weg! Wenn nein, stelle dir die erste Frage noch einmal. Warum möchte ich – für mich – abnehmen? Und wenn du irgendwann diesen Grund, warum du wirklich aus dem Herzen heraus abnehmen möchtest, gefunden hast, dann hole dir dieses Bild vor Augen. Ich gebe dir an dieser Stelle mal ein Beispiel. Vielleicht möchtest du auf dem Abiball deines Kindes ein besonderes Kleid anziehen, eine besondere Figur haben, dich einfach ganz besonders gut fühlen; vielleicht leicht, frei, unbeschwert und schön.

Egal, welches Bild es bei dir ist, es sollte ein Bild der Endversion deines Warum sein. Und dieses Bild muss nicht unbedingt rein optisch sein. Es kann auch ein bestimmtes Gefühl ausdrücken. Wichtig ist, dass du es dir einfach genau vor dein geistiges Auge führen kannst, und wenn du dieses Gefühl jetzt ganz intensiv fühlst, überprüfe, ob das etwas mit dir und deinem Herzen macht. Wenn ja, dann hast du dein Warum aus dem Herzen gefunden.

Ganz wichtig an dieser Stelle ist es jetzt, zum Abschluss dieser Übung dein Warum auch niederzuschreiben. Beachte dabei bitte einige wichtige Formulierungshilfen. Das Warum sollte immer positiv formuliert sein, zum Beispiel: »Ich möchte mich auf dem Abiball meines Kindes frei und schön fühlen.« Was hingegen nicht funktionieren wird, ist, wenn du dir etwas negativ Formuliertes vorstellst, zum Beispiel: »Ich möchte auf dem Abiball meines Sohnes nicht mehr hässlich und dick sein.« Der zweite wichtige Punkt bei der Formulierung ist, dass du dein Warum immer als ein »Hin zu« formulierst, also als etwas, was du erreichen möchtest, wie: »Ich möchte mich auf dem Abiball meines Sohnes leicht und frei fühlen.« Das ist ein »Hin-zu-Warum«. Ein »Weg von« wäre: »Ich möchte mich nicht mehr so fühlen wie heute.« Das ist nicht nur negativ formuliert, sondern auch eben auch ein »Weg-von-Warum«.

Schreibe jetzt also direkt dein positiv formuliertes »Hin-zu-Warum«, das tief aus dem Herzen kommt, auf einen Zettel, lege ihn dir irgendwohin, wo du ihn immer griffbereit hast, und führe dir das Warum immer wieder vor Augen. Versuche morgens, bevor du aufstehst, und vielleicht auch noch am Abend, bevor du ins Bett gehst, dich immer wieder in dein Warum einzufühlen. Stell dir dein Zielbild vor, spüre wirklich, wie du dich fühlst, und sieh dich vor deinem geistigen Auge an deinem Ziel. Früher habe ich an diese Vorstellungskraft nicht so wirklich geglaubt oder sie sogar etwas belächelt. Schlussendlich hatte ich aber mal eine tolle Psychologin in meinem Podcast zu Gast, die mir ganz genau erklärt hat, dass Visualisieren tatsächlich sehr gut für unser Gehirn ist, weil es in Bildern denkt. Also lasse diesen Teil der Übung auf keinen Fall aus.

Halte dein Warum präsent

Jetzt hast du dein Warum aus dem Herzen gefunden. Stresse dich übrigens nicht, wenn das Ganze ein bisschen länger dauert. Es ist gar nämlich gar nicht so leicht, das Warum aus dem Herzen wirklich zu finden. Und es kann sein, dass du nach einiger Zeit immer wieder das Gefühl verspürst, dass es vielleicht doch noch ein Warum aus dem Verstand ist. Sieh das nicht als Rückschlag, sondern nimm das einfach als Erkenntnis und wiederhole die Übung aus dem vorherigen Kapitel.

Wenn du dein Warum einmal gefunden hast, wirst du die Motivation dieses Warum spüren. Und trotzdem kann dein Warum natürlich nicht zaubern. Du hast die Aufgabe, nicht nur dein Warum zu finden, sondern es auch präsent zu halten. Warum ist das so wichtig? Du kennst wahrscheinlich Situationen, die wie automatisiert ablaufen. Du hast das Gefühl, du tust Dinge wie ferngesteuert, die du eigentlich gar nicht tun willst. Die passieren und laufen einfach ab. Ich kenne das von früher, dass ich einfach zum Kühlschrank gelaufen bin, ihn aufgemacht habe, Dinge herausgeholt und sie in mich reingestopft habe. Dabei habe ich noch gedacht: »Dirk, was machst du da?« Und trotzdem habe ich es getan. Ich fühlte mich wie ferngesteuert und konnte gefühlt nicht eingreifen. Das ist natürlich Quatsch, denn schlussendlich steuern wir unsere Handlungen selbst. Es sind aber teilweise gelernte Übungen, Muster und Gewohnheiten, die nicht so ohne Weiteres zu unterbrechen sind.

Das heißt, es kann dir durchaus passieren, dass dir dein Warum zwar klar ist und dir auch hinterher wieder einfällt – und du dich noch mehr dafür verurteilst –, dir währenddessen aber nicht geholfen hat. Und die Lösung dafür ist tatsächlich eben das dauerhafte Präsenthalten deines Warum. Das klappt auf der einen Seite erst mal sehr gut durch die Übungen, die ich dir auf S. 59 empfohlen habe. Nämlich dass du dir dein Warum kurz nach dem Aufstehen und kurz vor dem Einschlafen einfach immer wieder visualisierst. Damit wird es ein Teil von dir. Es hilft aber vor allen Dingen, wenn du dich in herausfordernden Situationen befindest, diese ganz gezielt unterbrichst und dir dabei dein Warum vor Augen führst. Das klingt jetzt erst mal schwieriger, als es ist, denn schlussendlich ist allein das Unterbrechen einer Handlung schon wie ein kleines Wundermittel, auch wenn es sich vielleicht gerade unerreichbar anfühlt.

Stell dir also mal eine typische Situation vor, an der du immer wieder scheiterst. Meist sind das gar nicht die großen Herausforderungen wie Essengehen oder Urlaub, sondern eher die Kleinigkeiten, über die wir immer wieder und immer wieder stolpern. Das können beispielsweise Süßigkeiten oder die Snacks auf dem Sofa sein. Oder wir lassen etwas bleiben, wie etwa die Bewegung, die wir uns jeden Tag wieder vornehmen. An dieser Stelle hilft es, wenn du, und das kennst du sicherlich, in dieses Zwiegespräch mit dir selbst hineingehst. Also in dem Moment, in dem du dir die Frage stellst: »Soll ich die Schokolade jetzt essen oder nicht?« Oder: »Kann ich mich jetzt zur Bewegung aufraffen oder nicht?« In dem Moment sagst du: »Stopp!« Und stellst dir die Frage: »Bringt mich das, was ich jetzt tue, beziehungsweise bringt mich das, was ich jetzt lasse, meinem Ziel näher?« Und du benutzt diese Frage gar nicht, um sie dir abschließend zu beantworten, sondern um dein Vorhaben einfach zu unterbrechen. Den Gedankengang einfach in eine andere Richtung zu lenken.

Und nachdem du dir diese Frage gestellt hast und die Handlung bereits unterbrochen ist, holst du dir noch mal dein Warum vor Augen. Dein Endbild oder dein Zielgefühl. Du fühlst dich hinein und stellst dir dann die Frage: »Wenn ich das, was ich jetzt vorhabe, tue oder lasse: Was bringt mich davon diesem Gefühl näher?« Wenn dein Warum stark genug ist und es wirklich aus dem Herzen kommt, dann wirst du zumindest eine bewusste Entscheidung treffen. Diese Entscheidung muss nicht immer die »vernünftige« sein, aber sie ist bewusst getroffen worden und damit wirst du sie in der Regel nicht bereuen. Du befreist dich außerdem etwas aus diesem »automatisierten Handeln«.

Von daher ist es wichtig, dein Warum nicht nur zu kennen, sondern es auch immer präsent zu haben. Manche Menschen, mit denen ich gearbeitet habe, haben sich das Warum als Hintergrundbild aufs Handy installiert. Manche hatten immer einen Zettel im Portemonnaie und manche haben sich mit der Übung, die ich dir gerade beschrieben habe, gerettet. Sie haben sich vorgenommen, sich jede Handlung mit ebendiesem Satz »Bringt mich das meinem Ziel jetzt näher?« zu unterbrechen. Die Erfolge sind einfach nicht von der Hand zu weisen. Überprüfe also neben dem »Habe ich ein Warum aus dem Herzen?« auch das »Ist mir mein Warum noch vor Augen und präsent?«.

Wenn dein Warum wechselt

Jetzt hast du dein Warum gefunden und du hast das Zielgefühl oder das Endziel als visuelles Ergebnis komplett vor Augen. Jedes Mal wenn du daran denkst, fühlst du dich motiviert. Du kommst dadurch gut mit Herausforderungen zurecht, du kannst dich gut durch demotivierende Phasen tragen und du denkst gar nicht mehr wirklich ans Aufgeben. Klingt nach einem Traum, oder? Ist es eigentlich auch und von daher so unendlich wertvoll.

Trotzdem ist das Warum nicht ganz so easy, denn ein Warum kann auch wechseln. Das kann unterschiedliche Gründe haben. Der erste Grund ist einfach der, dass ich mein Warum, also meine Zielvorstellung oder mein Zielgefühl, irgendwann erreicht habe. Ich kenne ganz, ganz viele Menschen, mit denen ich gearbeitet habe, die über 100 Kilo gewogen haben. Es gibt da ein Ziel, das nennt sich »UHU werden«. UHU bedeutet, »unter hundert Kilo« zu wiegen. Die Menschen fühlen sich genau hinein in diesen Moment und wie sie sich fühlen, wenn sie das erste Mal wieder eine zweistellige Zahl auf der Waage sehen. Und ganz, ganz viele Menschen motiviert dieses Ziel unwahrscheinlich. Es ist ein wirklich starkes Warum aus dem Herzen. Und dann kommt der Tag, da wird dieses Ziel erreicht. Da stehen diese Menschen auf der Waage, sehen zum ersten Mal ihre zweistellige Zahl. Sie spüren und fühlen genau das, was sie sich immer vorgestellt haben. Sie sind überglücklich. Sie führen sich vor Augen, was sie geschafft haben bis zu dieser Stelle, und sind stolz auf sich selbst.

Und du magst jetzt denken: »Na ja, dann ist es doch auch normal, dass der Weg auf dieser Erfolgswelle so weitergeht.« Aber es passiert oftmals das Gegenteil. Die Menschen fallen auf einmal in ein Loch. Sie haben die ganze Zeit auf dieses eine Ziel hingearbeitet, eben auf dieses Warum. Sich hingesehnt und, *peng,* auf einmal ist es da. Und all das, was vorher für die Motivation gesorgt hat, ist jetzt auf einmal weg. Sie kriegen einfach die Kurve nicht mehr. Sie beginnen wieder zuzunehmen und kommen aus diesem Strudel nicht mehr heraus. Auch wenn dir dieses Szenario vielleicht gerade nichts sagt, kennst du mit Sicherheit den Spruch – der übrigens einfach nicht wahr ist: »Halten ist schwieriger, als abzunehmen.« Diese Aussage kommt einfach daher, weil bei ganz vielen von uns genau in diesem Moment, wenn das Halten losgeht, das Wunschgewicht bereits erreicht wurde. Das Warum entfällt und damit auch unser innerer Antrieb. Dies veranschaulicht, neben ganz vielen anderen Situationen, weshalb ein Warum wechseln kann. Genauso kann ein Warum übrigens wechseln, wenn du einfach andere Prioritäten für dich gesetzt hast.

Überprüfe also in regelmäßigen Abständen, ob du ein Warum aus dem Herzen hast, ob du es noch präsent vor den Augen hast und auch ob dein Warum noch aktuell ist. Verharre nicht zu lange in dem Moment, in dem du dich fragst, weshalb denn das alte Warum nun nicht mehr aktuell ist und wie das denn sein kann, sondern nimm es einfach zur Kenntnis und suche dir ein neues Warum. Das Schöne nach diesen Kapiteln ist ja, dass du einfach nur die Übung zum Finden des eigenen Warum (siehe S. 56) zu wiederholen brauchst – und schon hast du wieder eines.

Nachdem wir durch diese Kapitel gelernt haben, wie wichtig das Warum aus deinem Herzen ist, was das Warum eigentlich ist, wie du es finden kannst, wie du es präsent hältst und was du tun kannst, wenn das Warum wechselt, möchte dir jetzt an dieser Stelle die Möglichkeit geben, dein Warum hier einzutragen. Bitte mache es so, wie du es gelernt hast: aus dem Herzen, positiv und »hin zu« formuliert.

Das ist mein Warum:

____

____

____

SUCHE DIR UNTERSTÜTZUNG

Einer der größten Irrtümer beim Abnehmen ist wohl der zu denken, dass wir es allein schaffen müssen. In meiner langen Zeit als Coach habe ich neben dem Satz »Ich weiß doch, wie es geht« mindestens genauso häufig den Satz »Ich muss es doch eigentlich alleine hinkriegen« oder »Ich versuche es erst mal alleine« gehört. Ich weiß ehrlich gesagt gar nicht, wo das herkommt, denn wir suchen uns in anderen Themenbereichen ja auch durchaus Unterstützung. Zum Beispiel beim Renovieren und wir lassen uns auch manchmal in einem Restaurant das Essen kochen … Aber beim Abnehmen haben wir irgendwie andere Ansprüche. Mit diesem völlig falschen eigenen Anspruch möchte ich jetzt gerne mal aufräumen und wenn du dich an die letzten Kapitel erinnerst, dann weißt du, dass du mit deinem Problem alles andere als allein dastehst. Von daher ist es umso wichtiger, dass du dir Unterstützung suchst. Ich möchte mit dir in den nächsten Kapiteln anschauen, welche Art der Unterstützung es geben kann.

Dein Umfeld und Communitys

Im ersten Schritt solltest du dich natürlich in deinem eigenen Umfeld umschauen. In der Regel sind da die Personen, die wir am meisten lieben und denen wir am meisten vertrauen. Und im besten Fall ist das umgekehrt genauso. Es kann durchaus hilfreich sein, das Umfeld zu informieren – das schauen wir uns im nächsten Kapitel an –, weil dann alle eingeweiht sind. In der Regel ist ein Umfeld dann gut, wenn es auch bereit ist, dich zu unterstützen. Lasse dir diesen Gedanken noch einmal ganz bewusst durch den Kopf gehen, bevor du eine Entscheidung triffst.

Ich habe schon so oft gehört, dass viele auf ihrem Weg überrascht waren, wie viel Unterstützung sie doch von ihrem Umfeld erfahren haben. Ich höre da immer wieder heraus, dass das wohl oftmals gar nicht zu erwarten gewesen ist. Vielleicht täuschen wir uns ja auch manchmal in unserem Umfeld.

Solltest du aber auf die Idee kommen, dein Umfeld eben nicht zu informieren, hast du natürlich noch eine andere sehr gute Möglichkeit: eine Unterstützung in Form von Communitys. Communitys haben den Vorteil, dass hier Gleichgesinnte aufeinandertreffen. Das heißt: Alle teilen das gleiche Problem, alle kennen die Herausforderungen und der eine oder die andere hat vielleicht schon eine Lösung parat. Es tut einfach gut, Wegbegleiter zu haben, und auch wenn vielleicht das Schreiben sonst nicht dein Ding ist oder du dich normalerweise nicht gerne in Foren oder Ähnlichem bewegst: Ziehe auch diese Art der Unterstützung in Erwägung.

Ich habe schon so oft erlebt, dass Menschen sich getraut haben, ihr Problem zu posten, und wahnsinnig tolle Antworten darauf bekommen haben. Das kann einfach nur Mitgefühl oder Motivation sein, es kann aber vielleicht auch ein Impuls sein, wenn mir gerade mal wieder nicht einfällt, was ich mir beispielsweise Abwechslungsreiches zu essen kochen kann.

Vielleicht hilft es dir auch, wenn du einfach nur mitliest und das Gefühl hast: »Ja, es gibt Menschen, die genau meine Themen teilen.« Du kannst dich natürlich einer Community deiner Wahl anschließen. Meine #abspeckcommunity auf Instagram, wo du mich ja auch unter @abspecken_kann_jeder findest, freut sich immer über jeden Zuwachs.

Sag ich's oder sag ich's nicht?

Es begegnet mir immer wieder – und deshalb habe ich es oben schon gerade einmal angerissen –, dass Menschen vor der Frage stehen, ob sie mit ihrem

Umfeld sprechen oder ob sie »heimlich abnehmen«. Ich tue mich hier schwer, wie so oft, da in Richtig oder Falsch zu unterschieden. Schlussendlich ist es eben auch hier so, dass wir unseren eigenen Weg finden dürfen.

Ich kann dir aus meiner Erfahrung sagen, dass ich mein Umfeld immer mit eingeweiht habe. Ich war überall offen und ehrlich und habe immer gesagt, dass ich gerade auf meine Ernährung achte, weil ich ein paar Kilo verlieren möchte. Und auch wenn es mein sechster, siebter oder achter Versuch war – ja, vielleicht wurde ich manchmal nicht mehr richtig ernst genommen –, habe ich nie Ablehnung, sondern stets Unterstützung erfahren.

Ich werde mich immer an einen Abend erinnern, den ich mit Freunden verbracht habe, als diese mir von sich aus einfach »schlanke Dips« und Alternativen mitgebracht haben. Die haben sich echt die Rezepte aus dem Internet herausgesucht. Dieser Moment hat mich so sehr geprägt, weil es mir so gutgetan hat, mich unterstützt zu fühlen, dass ich ihn niemals vergessen werde. Auch auf der Arbeit war es deutlich einfacher, wenn alle eingeweiht waren: Mir wurden keine Dinge angeboten, die ich eher ablehnen würde. Und wenn ich doch mal etwas abgelehnt habe, hatten alle Verständnis. Wenn nicht, war es mir dann auch egal, weil ich und meine Ziele mir einfach wichtig waren und sind.

Natürlich ist jedes Umfeld ein anderes und du kannst dir natürlich auch spezielle Umfelder gezielt und einzeln anschauen und »bearbeiten«. Entscheide dabei, ob du deine Familie, deine Freunde, deine Bekannten, dein Arbeitsumfeld und so weiter einweihen möchtest. Es gibt da ja auch kein Schwarz und kein Weiß. Für mich hat es sich immer besser angefühlt, klar zu sein, denn ich hatte für mich das Gefühl: Je klarer ich mit mir selbst bin und je klarer ich damit dann auch nach außen bin, desto »klarer« wurden auch meine Entscheidungen und Verhaltensweisen. Das hat überhaupt nichts mit Druck und »Erwartungshaltung erfüllen« zu tun. Es hatte für mich einfach etwas von »Ich gebe diesem Thema eine gewisse Ernsthaftigkeit«.

Triff hier aber bitte unbedingt deine eigene Entscheidung. Ganz wichtig zum Abschluss ist mir, dass du auf gar keinen Fall versuchen solltest, andere Menschen zu bekehren. Das ist nämlich so eine Unart, die gerne mal aus dem »Ich sag es meinem Umfeld« entsteht. Jeder muss und darf seinen eigenen Weg finden und nur weil du für dich jetzt die Entscheidung getroffen hast, deine Ernährung umzustellen und deine Gewohnheiten und Verhaltensweisen zu ändern, muss das dein gesamtes Umfeld nicht mit dir tun. Lasse also jeden seinen Weg gehen. Informiere andere darüber, was du tust, wie sie dich unterstützen können, was sie tunlichst vermeiden könnten oder wo sie dir vielleicht auch eine wichtige Erinnerung und Stütze von außen sein können, um dich an neu zu erlernende Verhaltensweisen zu erinnern.

Coaching

Dieses Thema gehört in jedem Fall kurz an diese Stelle, aber ich werde es am Ende des Buches noch einmal vertiefen und von daher hier zunächst nur grob anreißen. Ich möchte trotzdem, dass du dir an dieser Stelle schon einmal darüber bewusst wirst, dass es völlig normal ist, auch mal Unterstützung von einem Profi zu brauchen. Wie anfangs schon erwähnt, sind wir beim Abnehmen oft der Meinung, es allein schaffen zu müssen, und darüber hinaus noch viel mehr, dass dieses Thema keines Coachings bedarf. Das ist ein großer Trugschluss! Denn gerade bei dem Thema der vorherigen Kapitel – das eigene Warum zu finden – kann ein Coaching sehr hilfreich sein. Hier drehen wir uns oftmals im Kreis und kommen nicht weiter, weil wir einfach in unserer eigenen Welt gefangen sind – was völlig normal ist.

Ein Coach hat den Vorteil, dass er neutral und von außen auf Probleme schauen und dir ganz andere Impulse für das Finden deiner eigenen Lösung mit auf den Weg geben kann. Frage dich schon einmal an dieser Stelle: Gibt es Themen, die dich schon ganz lange auf deinem Abnehmweg begleiten? Für die du noch nie eine Lösung gefunden hast? Und für die es Sinn ergeben würde, direkt am Anfang schon einen Coach mit einzubinden? Ich kann dir aus eigener Erfahrung sagen, dass du in ein bis zwei Gesprächen schon bei vielen Themen vorankommen kannst. Coaching ist die einzige Abkürzung auf deinem Abspeckweg. Aber wie gesagt, dazu später mehr.

SETZE DIR EIN REALISTISCHES ZIEL

Es gibt eine Sache, bei der wir auf unserem Abnahmeweg sehr oft scheitern. Und das ist die Zielsetzung. Ich kenne es noch gut von mir selbst, als ich mit dem Abnehmen angefangen habe. Ich habe mich hingesetzt, mir überlegt, wie viel ich wohl pro Woche abnehmen kann. Ich habe mir das hochgerechnet und gedacht: »Super, dann bist du ja in sechs Monaten fertig.« Dass dies nichts mit der Realität zu tun hatte, kannst du dir wahrscheinlich vorstellen. Trotzdem hast du es vielleicht selbst schon einmal so in der Art oder ähnlich erlebt. Das ist auch eigentlich gar nicht verwerflich, denn generell sind Ziele natürlich wichtig. Abnehmen ist aber im Gegensatz zu vielen anderen Zielen nicht wirklich berechenbar. Denn mag ich vielleicht nach ein bis zwei Wochen ein Gefühl dafür haben, wie viel ich so ungefähr in welcher Zeit abnehmen kann, gibt es dennoch einen Punkt, der gerne mal dazwischenkommt, und das ist das Leben! Ich wüsste nämlich nicht, wie genau mein Alltag, mein Leben, das, was ich vorhabe, in vier, sechs oder in zwölf Wochen aussieht. Und genau da liegt das Problem. Ich kann für mich keine Gewichtsabnahme für einen Zeitraum berechnen, von dem ich quasi null Ahnung habe, wie sich dieser denn nun inhaltlich für mich gestaltet. Von daher rate ich dir dringend von einer solchen rechnerischen Zielsetzung ab. Ich möchte dir, bevor wir in den nächsten Kapiteln auf das Thema Zielsetzung genauer eingehen, schon jetzt einen ganz wichtigen Satz mit an die Hand geben:

> Wenn du ein Ziel nicht erreichst, dann liegt es nicht an dir, sondern daran, dass du dir einfach ein falsches Ziel gesetzt hast.

Dein Endziel

Lass uns nun einmal gemeinsam schauen, was bei einer richtigen Zielsetzung wichtig ist. Und ich kann natürlich verstehen, dass du in erster Linie an dein Endziel denkst. In der Regel wissen wir ganz genau, wie viel wir abnehmen wollen, wir haben unser Warum gefunden und verbinden das Gefühl oder die Zielsetzung des Warum auch gern mit einer Zahl auf der Waage. Das ist auch völlig in Ordnung. Es kann also durchaus sein, dass du dir jetzt als dein erstes Endziel aufschreibst: »Ich möchte x Kilo abnehmen.« Es kann auch sein, dass du dir so etwas aufschreibst wie: »Ich möchte in zwei Jahren auf der Konfirmation meiner Tochter so und so aussehen oder in das ganz bestimmte Kleid passen«, »Ich möchte in sieben Monaten auf meiner Hochzeit brillant in meinem Hochzeitskleid aussehen« oder »Ich möchte für den nächsten Sommerurlaub so viel abgenommen haben, dass ich mich in meinem Körper wohlfühle«.

All das können Endziele sein und ein Endziel ist wichtig, denn wenn wir ohne Ziel unterwegs sind, kann es sein, dass wir »herumeiern«. Ich weiß nicht, ob du das schon einmal erlebt hast: Du hast dein Warum gefunden, bist motiviert, aber auf einmal an einer Stelle angekommen, wo du nicht so richtig vorankommst. Du drehst dich quasi im Kreis. Ich unterscheide hier noch einmal ganz klar zwischen der Demotivation (die durch das fehlende Warum entsteht) und dem Im-Kreis-Drehen (was oftmals durch ein fehlendes Ziel entsteht). Von daher ist es wirklich wichtig, dass du dir ein Endziel setzt. Das Problem bei einem Endziel kann jedoch sein, dass sich dies sehr weit entfernt für dich anfühlt. Dies kann unterschiedliche Gründe haben.

Der eine Grund ist, dass du dein Endziel vielleicht noch nie zuvor erreicht hast. Das ist oftmals unabhängig von der Summe der Kilo, die wir abnehmen wollen. Ich höre in Gesprächen ganz, ganz oft den folgenden Satz: »Oh, so viel habe ich das letzte Mal mit Mitte zwanzig gewogen.«

Die andere Variante kann sein, dass dein Abspeckweg einfach an sich schon länger ist. Vielleicht möchtest du 20, 30, 40, 50 oder sogar noch mehr Kilo abnehmen. Da fühlt sich natürlich das Ziel, berechtigterweise, sehr weit entfernt an. Und das hat vielleicht das gute Gefühl, ein Endziel zu haben, zur Folge, jedoch schwingt parallel diese Art von Resignation mit, weil es sich noch zu weit entfernt anfühlt.

Von daher, und darauf schauen wir jetzt im nächsten Kapitel, können Zwischenziele für dich superwichtig sein. Schreibe dir trotzdem an dieser Stelle einmal ganz konkret ein Endziel auf:

Das ist mein Endziel:

____

____

____

Zwischenziele

Nachdem du dir nun dein Endziel notiert hast, schau jetzt einmal auf das Thema Zwischenziele. Zwischenziele können vor allen Dingen dann sinnvoll sein, wenn du noch einen längeren Weg vor dir hast oder wenn sich dein Ziel zu weit entfernt anfühlt. Das ist aber nicht der einzige Grund.

Warum sind Zwischenziele generell eine gute Sache? Ich denke, die meisten von uns mögen es, wenn sie Dinge erledigt haben. Erledigte Dinge machen uns zufrieden und geben uns ein Gefühl von »Ich bin auf dem richtigen Weg«.

Stelle dir einfach eine Art To-do-Liste vor, die du von oben nach unten abhakst. Und auch wenn du nicht der To-do-Listen-Typ bist, kannst du dir vielleicht vorstellen, wie schön es ist zu spüren, dass du einen Haken nach dem anderen setzt und es immer weniger Haken werden, die du noch setzen musst. Diesen Effekt kann auch ein Zwischenziel haben. Es gibt uns auf der einen Seite ein schönes, greifbares und nahes Ziel und auf der anderen Seite ein Gefühl von »Oh, ich bin auf meinem richtigen Weg und ich schaffe etwas«. Und dieses »Ich schaffe etwas« ist oftmals sehr, sehr wichtig, weil es Phasen auf deinem Abnahmeweg geben könnte, während derer du das Gefühl hast, nichts mehr hinzubekommen. Das kann auf der einen Seite daran liegen, dass es möglicherweise Zeiten geben wird, in denen du nicht abnimmst.

Auf der anderen Seite werden aber auch ganz oft Dinge, die wir tun und die wir für unsere Gewichtsabnahme einmal ganz speziell angefangen haben, zur Gewohnheit – was eigentlich eine gute Sache ist – und fühlen sich so normal an, als hätten wir sie schon immer so getan. Mit kleinen Zwischenzielen merke und sehe ich, dass ich vorankomme. Und das Gefühl des Vorankommens wird sehr, sehr wichtig für uns sein.

Was ist jetzt also ein gutes Zwischenziel? Diese Frage kann natürlich so pauschal nicht beantwortet werden. Generell sollte sich ein Zwischenziel für dich so anfühlen, dass du sagst: »Ja, das kann und möchte ich gut und gerne in nächster Zeit erreichen!« Einige nehmen dafür Gewichtsmeilensteine: Wenn du zum Beispiel mit einem Ausgangsgewicht von 100 Kilo startest, sagen viele, als erstes Ziel »unter die 100 kommen«. Dann unter die 90 und schließlich unter die 85 Kilo. Das können Zwischenziele sein.

Du kannst die Zwischenziele aber auch noch kleiner stecken und nimmst unabhängig vom Ausgangsgewicht einfach Abnahmeschritte. Beispielsweise

3-Kilo-Schritte, 5-Kilo-Schritte, vielleicht aber auch 2-Kilo-Schritte. Mach das, was sich für dich gut anfühlt! Vielleicht möchtest du auch einfach nur eine Zahl auf der Waage verringern, beispielsweise die vor der Kommastelle. Dann werden die Abstände noch kleiner und noch greifbarer für dich. Mach einfach genau das, was dich motiviert!

Was übrigens ein kleiner und schöner zusätzlicher Anreiz ist und was ich schon öfter gehört habe: eine sogenannte »Belohnungsliste« aufstellen. Dieses Tool möchte ich dir auch supergern mit auf dem Weg geben. Einige Menschen, mit denen ich gearbeitet habe, haben dieses Belohnungssystem für sich eingeführt. Neben ihre Zwischenziele haben sie gleichzeitig eine Belohnung für deren Erreichen geschrieben. Vielen war es dabei wichtig, die Belohnung nicht nur mit essen zu verbinden. So standen da zum Beispiel Dinge wie »Ich kaufe mir ein neues Kleidungstück« oder »Ich gönne mir ein verlängertes Wochenende« oder Ähnliches. Einfach etwas, was guttut und einen Reiz bietet, dieses Zwischenziel zu erreichen. Das hat in vielen Fällen sehr gut funktioniert und ich finde es irgendwie eine schöne Sache, sich immer wieder bewusst zu machen, was wir eigentlich geschafft haben, und uns für die Verhaltensweisen, die zum Ziel geführt haben, zu belohnen.

Zum Abschluss dieses Kapitels möchte ich dir noch einmal mit auf dem Weg geben, dass Zwischenziele nicht immer unbedingt mit einer Zahl auf der Waage verknüpft werden müssen. Du hast es nämlich vielleicht auch schon erlebt, dass du völlig frustriert warst, weil die Zahl auf der Waage sich eben nicht verändert hat, aber vielleicht hat sich dein Körperverändert. Du kannst beispielsweise mit einem Maßband arbeiten und sagen: »Wenn ich einen bestimmten Umfang erreicht habe, ist mein Zwischenziel erreicht.« Ich bin aber auch ein Fan von der Aussage »Kleidung lügt nicht«. Du kannst also auch genauso gut Kleidung als Zwischenziel nutzen, in die du hineinpassen willst. Das ist gerade bei Hosen besonders motivierend, weil man die immer mal wieder zwischendurch anziehen und sich über jedes Stück freuen kann, das man sie höher ziehen kann.

Zielsetzung mit der SMART-Formel

In diesem Kapitel schauen wir uns gemeinsam an, wie du dir die Ziele richtig, konkret und realistisch mithilfe der sogenannten SMART-Formel setzt. Warum sind konkrete Ziele so wichtig? Wie bereits erwähnt, liegt es nicht an dir, wenn du ein Ziel nicht erreichst, sondern daran, dass du dir einfach das falsche Ziel gesetzt hast. Das passiert öfter, als du dir vielleicht vorstellen kannst. Von daher nutze ich sehr gerne die SMART-Formel, um meine Ziele a) zu setzen, aber b) auch noch mal auf Sinn und Machbarkeit zu überprüfen. Was bedeutet diese Formel nun genau? Jeder Buchstabe in dem Wort »SMART« steht für ein weiteres Wort, welches du nutzen kannst, um dir dein Ziel zu setzen. Schreibe also einmal »SMART« auf ein Blatt Papier, und zwar von oben nach unten:

S
M
A
R
T

Überlege dir nun, was du dir für ein Ziel setzen möchtest. Worum soll es gehen? Soll es ein neues Bewegungsziel sein? Soll es um deine Essensplanung gehen? Oder einfach ein Zwischenziel sein? In der Regel passt die SMART-Formel vor allen Dingen bei verhaltensorientierten Zielen. Schau aber, wie du sie am besten für dich nutzen kannst. Auch hier gibt es kein Richtig und kein Falsch. Das Entscheidende ist einfach nur, dass du sie einmal im Kopf durchspielst. Schreibe dir im ersten Schritt dein Ziel auf, zum Beispiel: »Ich möchte mich mehr bewegen!« Ich möchte jetzt dieses Ziel mit der SMART-Formel überprüfen.

Wir fangen also mit dem ersten Buchstaben an: Das S steht für »spezifisch«. Spezifisch bedeutet, dass ich mein Ziel wirklich klar genug formuliert habe. Ist es wirklich auf den Punkt spezifiziert oder ist es eher schwammig? Wenn ich mir das Ziel »Ich möchte mich mehr bewegen« anschaue, ist das natürlich auf den ersten Blick recht schwammig. Ich kann zwar ablesen, dass es um Bewegung geht und dass ich es irgendwie »mehr« machen möchte, aber so richtig konkret ist es nicht. Von daher behalte ich das erst mal im Kopf und gehe die weiteren Buchstaben der Formel durch (bei »spezifisch« schaue noch einmal ganz zum Schluss, ob du an der Schraube noch einmal drehen kannst).

Gehen wir nun weiter zum M. Das M bedeutet »messbar«. Wenn ich hier auf mein Ziel schaue, sehe ich schon den ersten Stolperstein. Wirklich messbar ist dieses Ziel (mehr bewegen) nicht. Was genau ist denn »mehr«? Also werde ich jetzt versuchen, dieses »mehr« zu verdeutlichen. Messbar heißt für mich: Man kann es zum Beispiel wiegen oder ausmessen. Also werde ich jetzt aus dem »mehr bewegen« ein »dreimal die Woche« machen, und da dies auch noch nicht wirklich konkret ist, werde ich mit »dreimal die Woche à 30 Minuten« noch deutlicher. Damit habe ich das Ziel nun definitiv messbar gemacht. Ich werde wissen, ob ich mich dreimal die Woche jeweils für 30 Minuten bewegt habe oder eben nicht.

Der nächste Buchstabe, das A, steht für »attraktiv«. Und wenn ich beim A angekommen bin, frage ich mich: »Habe ich wirklich Lust, dieses Ziel umzusetzen?« Jetzt wunderst du dich wahrscheinlich, was denn »Lust« damit zu tun hat. Ich kann dir hier ganz klar sagen, dass wenn du keine Lust auf etwas hast, die Gefahr, dass du dein Ziel nicht erreichen wirst, sehr, sehr groß ist. Und ich sage dir auch: Das ist nicht schlimm, sondern einfach ganz normal! Ich bin ein absoluter Gegner davon, alles mit »Disziplin« regeln zu wollen. Das hat noch nie funktioniert. Wer will auf Dauer diszipliniert sein, sich quälen oder etwas tun, worauf er oder sie keine Lust hat? Also ist mir das A in der SMART-Formel enorm wichtig. Wenn ich mir nun mein Bewegungsziel anschaue, gebe ich zu, dass ich dabei nicht »Hurra« schreie, aber ich möchte dieses Ziel gerne erreichen und es fühlt sich für mich überhaupt nicht nach Qual an. Auch nicht, als ob ich das für mich nicht schaffen könnte, weil ich mich jedes Mal so überwinden muss, dass es von vornherein keinen Sinn ergibt. Diese »dreimal 30 Minuten« sind für mich also völlig in Ordnung. Hätte hier aber »dreimal 60 Minuten« gestanden, hätte ich definitiv an dieser Stelle die Zeit nach unten korrigiert. Genauso hätte ich auch sagen können, dreimal die Woche fühlt sich für mich gerade nach zu viel Stress an, ich fange mit zweimal die Woche an. Alles ist erlaubt! Schaue also hier wirklich ganz genau hin und versuche nicht, dein Ziel mit allen Mitteln durchzuprügeln.

Kommen wir nun zum R. Dies ist etwas kopfgesteuerter. Das R steht nämlich für »realistisch«. Nachdem ich nun festgestellt habe, dass mein Ziel für mich »attraktiv« ist, darf ich nun natürlich auch überprüfen, ob es auch realistisch und umsetzbar ist, zum Beispiel: »Habe ich überhaupt die Zeit, das Ganze dreimal die Woche 30 Minuten lang einzubauen?« Oder: »Habe ich überhaupt die notwendigen Voraussetzungen dafür geschaffen, um mich bewegen zu können?« Das betrifft wiederum den Punkt »spezifisch«. Ich entscheide, dass 30 Minuten dreimal die Woche auf jeden Fall einbaubar sind, stelle aber für mich in einem Nebensatz fest, dass dies auf jeden Fall an einem Vormittag vor der Arbeit sein muss. Und das merke ich mir schon einmal für später. Finales Fazit zu »realistisch«: »Ja!«

Das T steht im Abschluss der SMART Formel für »terminiert«. Das Ziel »Ich möchte mich mehr bewegen« besagt noch nicht, wann ich das Ganze tue, wann genau ich damit starte oder wann ich damit aufhöre. Das ist schon mal schlecht! Solche Ziele sorgen dafür, dass wir dazu neigen, es beispielsweise immer wieder aufzuschieben oder Start- und Endzeitpunkt zu variieren, wie wir gerade lustig sind. Von daher werde ich das Ganze nun konkretisieren und bestimmen, dass ich mit dem Ziel »ab kommenden Montag« starte und es erst mal vier Wochen lang ausprobiere. Nun habe ich meinen Termin gefunden und den Haken an »terminiert« gemacht.

Wie zu Beginn besprochen, schaue ich jetzt noch einmal ganz abschließend auf den Punkt »spezifisch«, also auf das S. Ich habe ja schon bemerkt, dass es da noch etwas Anpassung bedarf. Das heißt, ich werde nun mit all meinen Erkenntnissen aus dem ursprünglichen Ziel »Ich werde mich mehr bewegen« folgendes Ziel nach der SMART-Formel festlegen: »Ich werde mich ab kommenden Montag für einen Zeitraum von vier Wochen dreimal wöchentlich für 30 Minuten vor der Arbeit zu Hause auf mein Laufband stellen.«

Nun habe ich mithilfe dieser Formel aus einem sehr schwammigen, doch zu Beginn völlig ernst gemeinten Ziel mit »Ich möchte mich mehr bewegen« ein sehr konkret formuliertes Ziel gemacht, das ich supergut »abhaken« und messen kann. Der Vorteil ist jetzt, dass ich aufgrund dieser klaren Formulierung sofort merke, wenn ich von meinem Weg abkomme. Zum Beispiel wenn ich am Ende der Woche am Sonntag erst zweimal auf dem Laufband war. Dann weiß ich, ich muss mich heute auf das Laufband stellen, wenn ich mein Ziel noch erreichen möchte. Ich werde beim Blick auf die Uhr genau wissen, ob ich das an Bewegung gemacht habe, was ich mir vorgenommen habe. Ich werde wissen, wenn ich morgens aufwache, dass ich mein Ziel nun vor der Arbeit angehen darf, und wenn ich mit der Arbeit begonnen habe, weiß ich, dass ich mein Ziel nicht erreicht habe, wenn ich davor nicht auf dem Laufband war. Diese festen Rahmenbedingungen geben mir Sicherheit, Klarheit und eine gute Orientierung. Daran hapert es an unseren Zielen oft. Also versuche, bei den wichtigsten Zielen in jedem Fall die SMART-Formel anzuwenden.

Ziele anpassen

Ich komme nun nochmals auf meinen Satz zurück: »Wenn du dein Ziel nicht erreichst, dann liegt es nicht an dir, sondern du hast dir ein falsches Ziel gesetzt.« Sich ein falsches Ziel zu setzen ist überhaupt nicht schlimm und kommt in den besten Familien vor. Natürlich neigen wir dazu, Ziele erreichen zu wollen. Deswegen ermuntere ich dich auch, dir unbedingt Ziele zu setzen, die attraktiv und realistisch sind.

Es gibt nichts Demotivierenderes, als Woche für Woche festzustellen, dass wir unsere Ziele nicht erreicht haben. Wozu wir aber dabei neigen, ist, uns Vorwürfe zu machen. »Wie konntest du nur, so schwer war es doch nicht …« und so weiter und so weiter. Und es kann vorkommen, so absurd es jetzt auch klingt, dass wir uns Woche für Woche das gleiche Ziel setzen und dieses Ziel Woche für Woche nicht erreichen. Ich denke, dass dir beim Lesen schon klar wird, dass dies keinen Sinn ergibt. In unserem Kopf ist das aber manchmal anders. Ich möchte aber, dass du in diesem Fall genauso klar an dieses Thema herangehst, wie es sich jetzt gerade beim Lesen anfühlt. Wenn du also merkst, dass du ein Ziel nicht erreicht hast, dann überspringe den Teil der Selbstvorwürfe und reflektiere dein Verhalten: Was hat dazu geführt, dass du dein Ziel in der letzten Woche nicht erreicht hast?

Wenn ich nun mein eigenes Beispiel nehme, dann komme ich vielleicht zu dem Ergebnis, dass ich einfach keine Lust hatte. Dreimal die Woche war mir vielleicht einfach zu viel. Ja, ich hatte mein Ziel ursprünglich als realistisch eingestuft, aber ich habe dann in der letzten Woche gemerkt, dass es einfach nicht gepasst hat. Jetzt kann ich zu dem Ergebnis kommen, dass letzte Woche vielleicht eine besondere Woche war. Dann kann ich es natürlich in der kommenden Woche noch einmal mit meinem ursprünglichen Ziel versuchen. Wenn ich aber jede Woche merke, dass die Zahl Drei schon so abschreckend für mich ist, dass ich erst gar nicht auf das Laufband steige, ergibt es viel, viel mehr Sinn, mein Ziel nach unten hin anzupassen, auch wenn sich das im ersten Moment vielleicht nicht gut anfühlen wird.

Daher möchte ich dir jetzt an dieser Stelle einen wichtigen Gedanken mit auf den Weg geben, der dir noch einmal klarmacht, dass es bei einem Ziel nicht auf »höher, schneller, weiter« ankommt: Es ist wichtig, dass du dein Ziel dauerhaft erreichst! Es ist beispielsweise wichtiger, dass ich monatelang zweimal die Woche auf mein Laufband steige als vier Wochen lang dreimal und dann gar keine Lust mehr darauf habe, weil es einfach zu viel war. Schlussendlich macht es immer die Summe der Dinge. Von daher: Habe kein Problem damit, dein Ziel so anzupassen, dass du es ganz sicher und vor allen Dingen dauerhaft erreichen kannst.

Als kleiner Nachsatz sei mir noch erlaubt, dass du dein Ziel natürlich nicht nur nach unten, sondern auch jederzeit nach oben anpassen kannst. Ziele, die uns nicht motivieren, weil sie zu leicht sind, werden uns natürlich auch nicht weiterbringen. Schaue also, dass du für dich genau das Ziel findest, das dich zufrieden macht und dich weiterbringt.

VERBANNE VERZICHT VON DEINEM ABSPECKWEG

In diesem Kapitel soll es um das Thema Verzicht gehen. Ein kleines, aber dafür sehr wichtiges Kapitel! Die meisten von uns verbinden Abnehmen nämlich tatsächlich mit Verzicht. Das heißt: weglassen oder »nicht mehr dürfen«. Vielleicht hast du sogar schon einmal gehört, dass Verzicht beim Abnehmen gar nicht nötig ist. Ganz oft höre ich den Satz: »Ja, ich weiß, ich muss einfach nur meine Ernährung umstellen.« Das klingt beim ersten Hinhören erst mal gut, aber wenn wir dann in die Realität schauen, erleben wir sie oft anders. Verzicht ist tatsächlich an der Tagesordnung beim Abnehmen. Warum genau das schädlich ist und du so dauerhaft überhaupt nicht erfolgreich sein kannst, zeige ich dir im nächsten Kapitel.

Warum Verzicht nicht nötig – und immer der Anfang vom Ende ist

Ich habe gerade bewusst geschrieben, dass Verzicht schädlich ist, und möchte dir auch direkt an dieser Stelle erklären, was ich damit meine. Wenn Menschen, die Gewicht verlieren wollen, anfangen zu verzichten, mag sich das am Anfang gut anfühlen. Die »bösen« Süßigkeiten, den Alkohol oder vielleicht das eine oder andere Lebensmittel, das ja sowieso nicht unbedingt den Stempel »gesund« trägt, wegzulassen klingt ja erst mal sinnvoll. Versteh mich bitte nicht falsch: Natürlich ist es sinnvoll, genau die Lebensmittel zu reduzieren, die viel Zucker und/oder viel Fett haben. Keine Frage! Trotzdem ist es ganz entscheidend, aus welcher Intention ich das tue. Und beim Abnehmen ist leider selten die Intention: »Ich möchte es nicht mehr essen, weil es mir zum Beispiel nicht guttut, mich meinem Ziel nicht näherbringt oder weil es sich negativ auf die Energiebilanz auswirkt.« Ganz oft ist die Intention hingegen:

»Ich darf das nicht.« Wenn du diesen Satz mal auf dich wirken lässt, bin ich mir sehr sicher, dass du damit selten etwas Gutes verbindest. Dinge, die wir nicht dürfen – und jetzt lassen wir mal die gesetzlichen außen vor –, sind eben ein Verbot. Es fühlt sich so ein bisschen wie Maßregelung an.

Wenn wir alle an unsere Kindheit zurückdenken, dann wissen wir wahrscheinlich genau, was wir uns darunter vorzustellen haben. Was du darüber hinaus gefühlsmäßig mit Maßregelung verbindest, kann ich mir an dieser Stelle auch sehr gut vorstellen. Ich möchte aber tatsächlich, dass *du* es dir jetzt einmal vorstellst. Fühle dich in eine Situation hinein, in der dir etwas verboten wurde oder vielleicht sogar wird, was du aber einfach sehr gerne tun möchtest. Was löst das in dir aus? Ich bin mir sicher, dass es sich nicht gut anfühlt, sondern beklemmend, und je nach Ausprägung weiß ich auch, dass es den einen oder die andere reizt, dieses Verbot zu brechen. Wenn wir jetzt mal den Weg zurück zur Gewichtsabnahme gehen, dann werden wir diesen also genau mit den beschriebenen Gefühlen verbinden, wenn wir von »Ich darf das nicht« sprechen: mit Verboten, traurig sein, sich hilflos fühlen, sich gemaßregelt fühlen und eben vielleicht auch an der einen oder anderen Stelle mit dem Reiz, dieses Verbot zu durchbrechen.

Ich bin mir sicher, dass dir schon an dieser Stelle klar ist, dass es nicht das Ziel sein kann, deinen Abnahmeweg mit solchen Emotionen zu verbinden. Das ist einer der wichtigen Faktoren für deinen dauerhaften Erfolg. Verbinde deinen Abnahmeweg, der ja ein Leben lang für dich angenehm zu gehen sein soll, bitte niemals mit solch negativen Emotionen. Zusätzlich dürfen wir aber auch den Wahrheitsgehalt unserer Gedanken oder gar Aussagen einmal überprüfen. »Ich darf das nicht« – ist das wirklich wahr? Wir haben in diesem Buch eines gelernt: Abnehmen funktioniert mit der negativen Energiebilanz und ich bin mir ganz sicher, dass du inzwischen gelernt hast (sonst lies dir bitte unbedingt die vorherigen Kapitel noch einmal durch), dass die Art der Lebensmittel keine Auswirkung auf die Gewichtsabnahme hat.

Wir »dürfen« also alles essen, wenn es in unsere Energiebilanz passt. Und ich lasse jetzt hier ganz bewusst die schon vorher beschriebenen Faktoren wie Blutzuckerspiegel und Sättigung außen vor. Es ist also schlicht und ergreifend nicht wahr, dass wir irgendetwas »nicht dürfen«. Von daher wird natürlich bei den Menschen, die es reizt, Verbote zu brechen, gar keine Hürde da sein, dies auch zu tun, denn dieses Verbot existiert natürlich in der Realität gar nicht. Genauso gering ist aber die Hürde bei den Menschen, die dieses Gefühl nicht haben, denn wir haben allgemein kein Problem damit, uns selbst auferlegte Verbote zu brechen, und wenn du an deine bisherigen Abnahmeversuche denkst – und ich kann mich durchaus an Abnehmstrategien bei mir selbst erinnern, wo ich Dinge »nicht durfte« –, dann wirst du genau das bestätigt finden: Du hast diese Verbote irgendwann entnervt gebrochen. Deshalb ist es, glaube ich, jetzt schon klar, dass »Verbote« während einer Gewichtsabnahme sinnlos sind. Du wirst dir Verbote auferlegen, du wirst sie brechen und das Schlimme ist – jetzt kommen wir zum weiteren entscheidenden Faktor –, es ist nicht nur ein Verbot, das gar nicht existiert, und es ist nicht nur eine Hürde, die quasi gar nicht vorhanden ist, sondern du fühlst dich hinterher wirklich so schlecht, als hättest du tatsächlich ein Verbot gebrochen. Das schlechte Gefühl beim Brechen des Verbotes nimmst du also auch noch mit. Das heißt, du wirst schlussendlich ein schlechtes Gefühl haben, wenn du dir dieses Verbot auferlegst, du wirst dich schlecht fühlen, wenn du dieses Verbot lebst – weil du etwas vermisst –, und du wirst dich schlecht fühlen, wenn du dieses Verbot brichst. In meiner Welt eine wirklich fatale Rechnung.

Von daher sage ich auch ganz klar: Abnehmen mit Verzicht kann nicht funktionieren. Es ist der Anfang vom Ende. Und – das ist noch viel wichtiger! – es ist auch einfach nicht nötig, um erfolgreich zu sein!

STELLE DIE ZUFRIEDENHEIT IN DEN FOKUS

Wir wissen inzwischen, wie wir uns mit der SMART-Formel die richtigen Ziele setzen. Natürlich kannst du genau diese Vorgehensweise auch dafür nutzen, um beispielweise einfach mal deine Woche zu planen. Und wie planst du sie? Mit ganz konkreten Aufgaben, also: Was möchtest du tun, damit dich diese Woche erfolgreich macht? Und in diesem Kapitel nehme ich ein weiteres, so unendlich wichtiges Thema in den Fokus: Deine Zufriedenheit!

Zufriedenheit ist das Zauberwort und ein Gamechanger

Was hat es denn mit dieser »Zufriedenheit« auf sich? Führe dir gern noch mal in diesem Moment ein konkretes Beispiel vor Augen – vielleicht sogar ein aktuell gesetztes Ziel. Oder eines aus der Vergangenheit, das du dir in Erinnerung rufst. Wir meinen ja immer, wenn wir uns etwas ganz fest vornehmen, dann läuft das auch schon. Wenn es dann aber ums Tun geht, lässt die Motivation auf einmal schnell nach. Kennst du das? Ich bin mir sicher! Wenn du wirklich ab sofort etwas anders machen willst, wenn du wirklich nachhaltig etwas verändern möchtest und wenn du wirklich dauerhaft erfolgreich sein willst, dann wird das hier der Gamechanger und »Zufriedenheit« dein neues Zauberwort sein, das dein ganzes Mindset und dein komplettes Verhalten revolutionieren wird.

Lass uns jetzt also noch einmal auf das oben angesprochene Ziel schauen. Wenn du noch keins hast – und dir auch keins aus der Vergangenheit einfällt –, schreibe dir noch fix eines auf. Irgendetwas, was du dir vornehmen möchtest und was jetzt gerade dran ist. Und wenn du das getan beziehungsweise dein

Ziel vor Augen hast, frage dich bitte: »Macht mich das Erreichen dieses Ziels oder die Umsetzung der dafür erforderlichen Strategien zufrieden?«

Und ich möchte an dieser Stelle, dass wir dieses »Zufriedenmachen« gemeinsam richtig verstehen. Denn was bedeutet denn »was dich zufrieden macht« *nicht*? Es bedeutet nicht automatisch, dass dir etwas besonders gut gelungen ist, dass du zu 100 Prozent perfekt warst, und es bedeutet auch überhaupt nicht, dass du abgenommen hast. Eieiei, spätestens jetzt kommst du ins Grübeln, weil du denkst: »Mensch, warum soll ich mir eine Wochenstrategie überlegen, die mich nicht zum Erfolg führt oder zum Ziel? Mein Ziel ist doch abnehmen.«

Und generell hast du natürlich völlig recht. Dein Ziel ist Abnehmen, und das darf es auch sein. Jetzt weißt du aber schon spätestens seit der SMART-Formel, dass es beispielsweise gar keinen Sinn ergibt, sich bei deinem – hoffentlich verhaltensorientieren – Ziel »Abnehmen« vorzunehmen. Abnehmen ist durchaus ein Ergebnis, ein logisches Resultat deines Verhaltens. Aber es ist tatsächlich unwichtig und absolut nicht relevant, dass du genau in dieser Woche abnimmst, denn an deinem Wunsch, dass du natürlich unterm Strich langfristig abnehmen und erfolgreich sein willst, ändert diese eine Woche mal rein gar nichts.

Warum ergibt es also Sinn, eine Strategie für beispielsweise die anstehende Woche zu wählen, die dich zwar zufrieden macht, aber nicht zwangsweise abnehmen lässt? Da möchte ich einen Punkt vorwegschicken: Es kann immer mal sein, dass du auf die Waage gehst und das Ergebnis nicht das widerspiegelt, was du zum Beispiel in der vergangenen Woche als Strategie umgesetzt hast. Jede Frau, die das jetzt liest, weiß, wenn die berühmte Phase im Monat kommt, dann kann sie unter Umständen machen, was sie will, denn aufgrund der Hormone und der Wassereinlagerungen kann und wird da trotzdem oftmals eine Gewichtszunahme erfolgen. Der Körper ist ein Wunderwerk. Wir haben einen Wasserhaushalt, der geregelt wird, und wenn 1 Liter Wasser sich mal eben hin und her bewegt, dann macht das mal eben 1 Kilo aus. Die Verdauung ist unterschiedlich gut. Auch das muss ich hier niemandem erklären. Ich will das an dieser Stelle auch noch gar nicht ausbreiten, denn dazu kommen wir in einem ganz eigenen Kapitel noch einmal ganz ausführlich.

Wir halten trotzdem schon an dieser Stelle fest: Es gibt so viele verschiedene Faktoren, warum an einem Tag das Ergebnis auf der Waage mal nicht passen kann. Natürlich ist es generell und vor allen Dingen mittel- und langfristig plan- und durch das Verhalten regelbar, aber eben nicht in jeder einzelnen Woche. Und ich bin mir sicher, du weißt aus Erfahrung ganz genau, dass es extrem demotivierend sein kann, wenn das Ergebnis auf der Waage, auf das du dich so versteift hast, mal nicht zu dem passt, was vorher so großartig gelaufen ist.

Diese Demotivation kann im richtigen Moment – oder ist es eher der falsche? – dazu führen, dass du komplett aufgibst. Vor allen Dingen, wenn vielleicht so ein Moment zweimal oder sogar dreimal hintereinander passiert. Da fühle ich mich wieder als Versager, da merke ich: »Das geht ja bei mir doch nicht«, und dann breche ich ab.

Warum sollte ich mir also eine Strategie setzen, die mich nicht zwangsweise abnehmen lässt? Das werde ich dir sagen. Wenn du schon etwas länger mit deinem Gewicht hantierst, gehörst du wahrscheinlich zu den 90 Prozent, die schon einmal einen Abnehmversuch gestartet und ihn wieder abgebrochen haben. Ich habe das übrigens auch mindestens sechs- bis siebenmal getan, bevor ich dann dauerhaft erfolgreich wurde.

Erinnere dich doch mal an einen solchen Abbruch und überlege dir, mit welchem Gefühl du aufgehört hast. Warst du zufrieden? Oder warst du eher unzufrieden? Ich denke, die Frage beantwortet sich von selbst. Natürlich brechen wir nur dann ab, wenn wir mit uns selbst unzufrieden sind. Das heißt im Umkehrschluss: Die Gefahr, dass wir abbrechen, wenn wir zufrieden sind, ist gleich null.

Von daher ist es natürlich extrem sinnvoll, bevor ich wöchentlich irgendeine Zahl auf der Waage anstrebe, die ich sowieso nicht wirklich beeinflussen kann, eher die Zufriedenheit anzustreben. Denn meine Zufriedenheit kann ich immer und zu jeder Zeit beeinflussen, und wenn ich zufrieden bin, werde ich nicht abbrechen.

Werde ich vielleicht mal sagen: »Das darf nächste Woche anders werden!« Oder auch: »Mensch, eigentlich weiß ich doch, wenn ich meine Strategien acht oder neun Wochen umsetze, werde ich ordentlich was abgenommen haben.« Na klar! Aber ich schaffe mir parallel dazu eben in einem Moment ein Gefühl der Zufriedenheit, in dem ich sonst vielleicht sogar sagen würde: »Die Woche war daneben«, und das nur deshalb, weil mir die Zahl auf der Waage nicht gefällt, und obwohl ich eigentlich von der Umsetzung her supergut war und eigentlich stolz sein könnte. Ich werde nun also komplett anders mit mir und dieser Situation umgehen und genau deshalb ist es einfach so wichtig, nach Zufriedenheit zu schauen.

Wie wirkt sich das nun aus in der Praxis? Und da möchte ich ganz gerne ein klassisches Beispiel beschreiben, das uns alle betrifft: Weihnachten. Natürlich gibt es kein richtiges oder falsches Ziel über Weihnachten. Aber ich glaube, die meisten von uns nehmen sich nicht wirklich vor, über Weihnachten abzunehmen. Trotzdem erlebe ich immer wieder in Gesprächen, dass die Enttäuschung dann doch groß ist, wenn der Gang auf die Waage erfolgt und nach Weihnachten eine ordentliche Gewichtszunahme da ist. Bei mir sind das immer so 3 Kilo aufwärts und glaub mir: Es ist noch kein Jahr vergangen, in dem ich mich auf die Waage gestellt und mich darüber so richtig gefreut habe. Aber was wäre denn, wenn ich in einer solchen Situation zufrieden mit mir selbst sein könnte? Das würde schon eine ganze Menge ausmachen.

Aber wie kann ich das nun erreichen? Wie kann ich mir ein Ziel und eine Strategie für eine Woche oder auch ein Ereignis setzen, die mich zufrieden machen? Und wenn du da an Weihnachten denkst, lade ich dich dazu ein, dir dein Weihnachtsfest einfach einmal vorzustellen. Vermeide Sätze wie: »Na ja, ich will Weihnachten keinen Keks essen, sondern einfach nur Obst, und wenn sich meine Familie auf das leckere Raclette stürzt, dann esse ich eine Gemüsesuppe oder trinke heiße Brühe.« Genau, das ist utopisch. Möchtest du gar nicht – und ganz ehrlich: Wer will das schon?

Stell dir aber bitte jetzt mal vor, dass du an Weihnachten einfach sagen würdest: »Weißt du, was, Dirk? Ich muss da gar nicht in der negativen Energiebilanz bleiben an Weihnachten. Ich darf in dieser Zeit ruhig zunehmen.« Das ist doch völlig legitim. Es ist Weihnachten. Da »dürfen« wir das. Wir »dürfen« das immer. Dauerhaft schlanke Menschen »tun« das auch in dieser Zeit.

Aber wie können wir uns jetzt so verhalten, dass wir auch mit einer Zunahme zufrieden sind? Und was gehört dazu? Genau diese Frage stelle ich immer den Menschen, mit denen ich arbeite, und bezogen auf unser Weihnachtsbeispiel, was übrigens ein klassisches Coachingthema ist, kamen solche Aussagen wie: »Na ja, zufrieden wäre ich eigentlich, wenn ich mich an den Keksen nicht vollkommen überfressen würde. Wenn ich beim Raclette nicht so völlig übertreiben würde, dass ich mich hinterher nicht mehr bewegen kann. Denn genau *das* macht mich eigentlich unglücklich. Eigentlich bin ich zufrieden, wenn ich essen kann, was ich möchte, ohne darüber nachzudenken, und dann höre ich auf, wenn ich satt bin. Egal, ob ich mein ›Budget‹ gesprengt habe oder nicht. Aber ich möchte es einfach nicht übertreiben.«

Manche haben auch gesagt: »Dirk, ich möchte einfach an Weihnachten überhaupt nicht über das Essen nachdenken, sondern es mal schaffen, die Zeit bewusst mit meinen Lieben zu genießen. Dass ich da einfach sitze und nicht denke: Um Gottes willen! Sondern: Mein Gott, ist das schön, es ist so nett hier mit den Lieblingsmenschen.« Der Nächste hat gesagt: »Ich würde mir für Weihnachten wünschen, dass ich es schaffe, meine Familie davon zu begeistern, mit mir einen Spaziergang zu machen, und wenn es nur ein oder zwei Leute sind, die mitgehen. Dass ich einfach mal das Gefühl habe, ich sitze nicht nur auf dem Sofa.«

Alle Menschen, mit denen ich das besprochen habe und mit denen ich hinterher auch wieder zur Umsetzung der Vorhaben zurückgekehrt bin – auch diese drei –, hatten wieder zugenommen. *Aber* sie waren dabei zufrieden. Warum waren sie zufrieden? Weil sie genau das umsetzen konnten, was sie sich vorgenommen haben.

Und wenn wir jetzt noch einen Schritt weitergehen: Was ist denn die Folge dieser Zufriedenheit? Alle drei zitierten Menschen haben mir gesagt: »Weißt du, Dirk, ich habe gar keine Mühe weiterzumachen. Ich freue mich. Das ist jetzt durch. Ich freue mich auch ehrlich gesagt wieder auf gutes Essen. Ich mache jetzt einfach nahtlos weiter.« Soll für dich heißen: kein »schweres Wiederreinkommen« und kein schlechtes Gewissen – weil die Zufriedenheit da war.

Und ich glaube, jetzt sind wir an dem Punkt, wo du vielleicht verstehst, worauf ich hinausmöchte und weshalb ich mir dafür in diesem Kapitel so viel Zeit nehme. Deine Zufriedenheit entscheidet darüber, ob du dauerhaft erfolgreich sein kannst oder nicht. Ich möchte also, dass du dir das wirklich noch mal auf der Zunge zergehen lässt: Sorgst du für deine eigene Zufriedenheit, wirst du niemals aufgeben!

Setze dir Ziele mit Zufriedenheit als messbarem Erfolgsfaktor

Lass uns jetzt doch mal, ganz spontan, eine Situation durchgehen, in der du das direkt gut anwenden kannst. Stelle dir vor, du hast eine superstressige Woche. Du weißt genau, mit Vorkochen und Vorplanen wird es einfach nichts werden. Du kennst dich und diese typische Situation so gut und du hast inzwischen auch gelernt, dir realistische Ziele zu setzen. Du bist weg davon, dir als Strategie etwas vorzunehmen, wobei du schon vorher genau weißt: »Das mache ich ohnehin nicht!« Von daher stell dir doch mal vor, dass du jetzt vor dieser Situation stehst und sagst: »Okay, ich habe eine stressige Arbeitswoche. Ich werde wahrscheinlich hungrig in Supermärkte rennen. Vielleicht gehe ich auch mal essen. Vielleicht nehme ich mir auch irgendetwas auf die Schnelle mit. Aber: Ich werde garantiert nicht vorkochen und ich werde auch garantiert keine supergeilen Menüs zaubern.«

Jetzt frage ich dich Folgendes: »Okay, das ist völlig in Ordnung! Lass uns jetzt doch mal auf Folgendes schauen: Wenn wir diese Situation einfach so annehmen, sie als gegeben akzeptieren. Was würde dich denn in genau dieser Situation auf deinem Weg zufrieden machen? Also, welches Verhalten müsstest du an den Tag legen?« Vielleicht würdest du sagen: »Na ja, im Supermarkt, wenn ich da so hungrig reinlaufe, bin ich nicht kopflos und verzweifelt, sondern zielstrebig, habe einen klaren Kopf und vielleicht eine Einkaufsliste. Ja, das wird jetzt ein Essen auf die Schnelle, und da gibt es so viele gute Sachen, dass ich eigentlich nur die richtigen Dinge kaufen muss. Ich wäre zufrieden mit irgendeinem Quark, einer Packung Haferflocken und ein bisschen Obst dazu. Oder ich mach mir einen Blattsalat und gebe eine Dose Thunfisch darauf und Tomaten. Das ist jetzt natürlich nicht super, aber die anderen Sachen, die ich mir genau in diesem Moment sonst kaufen würde, wären erst recht nicht super. Ich treffe also für mich in einer herausfordernden Situation eine gute – oder manchmal auch ›nur‹ die bestmögliche Entscheidung. Mit diesem Bewusstsein wäre ich dann auch zufrieden, anstatt wie ferngesteuert zum Süßigkeitenregal oder zur Bäckerei zu laufen.«

Ein anderes Beispiel für eine Aussage von dir könnte sein: »Wenn ich essen gehe, werde ich mir immer einen Salat bestellen und mir das Dressing extra kommen lassen und nicht einfach darüberschütten und werde kein Brot dazu essen. Dann wäre ich mit mir in dieser Situation zufrieden.« Schlussendlich machst du unter dem Motto »Was macht mich zufrieden?« eine »Schadensbegrenzungsaktion« – so würde ich sie mal nennen. Oftmals wirst du merken, dass die Schadensbegrenzungsaktionen, wenn man sie mal wirklich zulässt, eigentlich richtig gute Strategien sind.

Lass uns noch mal weiter schauen: Du bist auf eine Feier eingeladen. Bei den bisherigen Strategien hast du gemerkt, es klappt einfach nicht, wenn du dir vornimmst, keinen Alkohol zu trinken und/oder keine süßen Sachen oder Snacks zu essen. Du möchtest dich zwar vom Kopf her gerne an den gesunden Lebensmitteln orientieren, aber du merkst in der Situation eben einfach, dass du es dann gar nicht mehr willst. Stelle dir Folgendes vor: Spule noch einmal zurück. Du bist auf dieser Feier und du sagst mir: »Na ja, da gibt es ja ein Büfett und eigentlich wäre es supereasy, mir einfach einen Salat zu holen. Und ich trinke einen Sekt und danach nur noch Cola light und gucke den anderen beim Essen zu.« Und auch wenn sich diese Strategie für dich gut anhören mag, stelle ich dir jetzt die Frage: Würde dich das denn zufrieden machen? Und es ist okay, wenn du dann sagst oder für dich erkennst: »Ehrlich gesagt nicht. Ich hab da keine Lust zu.« Oder: »Ich weiß eigentlich jetzt schon, das klappt nicht.« Das an diesem Punkt zu erkennen, ist deutlich besser, als in dieser oder einer ähnlichen Situation immer und immer wieder festzustecken. Denn wenn du erneut merkst, dass du deine Strategie nicht umsetzen kannst, passiert Folgendes: »Ich habe mir da was vorgenommen und ich krieg's mal wieder nicht hin – jetzt ist doch ohnehin alles egal!« Und das ist dann die Situation, die wir alle schon einmal erlebt haben und die im Nachhinein die größte Unzufriedenheit hervorruft.

Das heißt, wenn du zukünftig merkst: »Nein, mit dieser Strategie bin ich nicht zufrieden«, dann schaust du bei deiner Zielsetzung einfach nur auf die Frage: »Was würde mich zufrieden machen?« Vielleicht sagst du beispielsweise, dass du wirklich nur ein einziges alkoholisches Getränk zu dir nimmst, sonst nur Getränke ohne Kalorien trinkst, aber dafür isst, was du möchtest. Vielleicht sagst du dir aber auch: »Ich esse alles, was ich möchte, aber ich schaue, dass ich mir nicht die mega Kalorienbomben reinhaue. Ich verzichte einfach zum Beispiel komplett auf das Dessert und beim Hauptgang esse ich, was ich will.« Oder du nimmst dir einfach vor, dass du wieder einmal ganz bewusst und alles genießt. Egal, was dabei schlussendlich herauskommt: Du machst dir einen richtig schönen Abend und weißt, dass du hinterher mit dir zufrieden sein und am »Tag danach« wieder ganz normal deinen Weg weitergehen wirst.

Ich denke, dass dir jetzt klar geworden ist, was ich mit dem Unterschied meine, sich eine Strategie vorzunehmen, die dich zufrieden macht, und dass dies nicht zwangsweise eine Gewichtsabnahme bedeuten muss. Du hast gelernt, »Erfolg« einfach auch einmal anders zu definieren. Erfolg ist nicht immer Abnehmen, aber deine Zufriedenheit ist immer ein Erfolg. Wenn du zufrieden bist, wirst du nicht aufgeben. Und wenn du nicht aufgibst, dann wirst du dein

Ziel erreichen. Das ist das Schöne beim Abnehmen. Wenn du dir beruflich etwas vornimmst, zum Beispiel dass du Vorstand eines Unternehmens werden willst, dann ist die Möglichkeit natürlich gegeben, dass du das erreichst, wenn du arbeitest wie ein Tier. Es ist aber nicht sicher. Wenn du aber deine Abnahmestrategien dauerhaft verfolgst, ist es sicher, dass du dein Ziel erreichst. Die Frage ist sicher, wann, aber du wirst es erreichen. Egal, ob du 10, 20, 30, 40, 50, 60 oder 70 Kilo abnehmen möchtest. Nutze also ab sofort deine Zufriedenheit als messbaren Erfolgsfaktor für deine Ziele und lies dieses Kapitel immer wieder, bis es sich in deinem Bewusstsein festgesetzt hat.

UMGANG MIT HERAUSFORDERUNGEN

Wir schauen nun gemeinsam auf das Thema Herausforderungen und das sogenannte »Strugglen«. Es gibt hier ganz sicher verschiedene Stationen, die wir alle irgendwie durchlaufen, wenn es um Herausforderungen geht. Beim Umgang damit ist eines an dieser Stelle ganz wichtig zu erwähnen: Du bist nicht allein!

Herausforderungen sind Teil eines jeden Weges

Egal, auf welchen Lebensbereich wir schauen. Ob das jetzt Familie ist, ob das Partnerschaft ist, ob das Arbeit ist. Vielleicht auch Freundschaften.

Wenn ich dir sagen würde: »Herausforderungen gehören dazu!«, erwiderst du vermutlich: »Ja klar!« Beim Abnehmen ist das immer ein bisschen anders. Warum? Beim Abnehmen ist es natürlich so, und das sage ich an dieser Stelle auch gern noch einmal, dass wir kein Wissensproblem haben. Wir wissen ja heutzutage in Zeiten des Internets quasi alles, was wir erfahren wollen. Klar ergibt das hin und wieder Sinn, das tut uns ja auch gut, immer wieder mal das Wissen aufzufrischen. Aber dieser Satz »Ich weiß ja eigentlich, wie es geht« ist natürlich beim Abnehmen allgegenwärtig und auch irgendwie wahr. Aber es ist wichtig, dann im Kopf den nächsten Schritt zu gehen, und daraus wird dann schnell: »... ich kriege es aber nicht hin.« Und das wiederum zu: »Ich bin doof und undiszipliniert! Warum kann ich das nicht? Gibt's doch nicht. Mit mir stimmt irgendwas nicht.« Und genau dieses Denken ist halt eben ganz, ganz oft das, was dann auch zu dem Gedanken führt: »Das betrifft natürlich nur mich! Denn es sind ja nicht alle doof und nicht alle undiszipliniert. Das kann ja nur ich sein!« Und dann sperren wir uns ganz schnell mit diesem Gefühl weg, denken, wir sind ganz allein auf dieser Welt, und reagieren auch entsprechend darauf. Darauf werde ich auch gleich noch zurückkommen.

Ich möchte das aber erst mal geraderücken, denn noch mal, wir haben kein Wissensproblem. Wir haben ein Umsetzungsproblem! Und ja, es stimmt: Es sind nicht alle doof, und ja, es sind nicht alle undiszipliniert. Du weißt ja, wie sehr ich das Wort »Disziplin« ohnehin hasse. Ich zitiere es jetzt einfach nur mal, weil es so oft benutzt wird.

Die Wahrheit ist: Wir haben einfach alle das gleiche Thema. Wir dürfen lernen, wie wir unser Wissen umsetzen können, und das ist auch überhaupt nicht schlimm oder verwerflich. Es ist einfach eine Tatsache und ich glaube, das hilft schon mal, dieses ganze Thema der Herausforderungen ein Stück weit geradezurücken. Also im Klartext, dass ich mir einfach sage: »Ja, ich weiß, wie Abnehmen funktioniert, aber ich kann es einfach noch nicht umsetzen!« Dir das einzugestehen sollte übrigens keinen Druck aufbauen. Das ist eine Erkenntnis und etwas zu erkennen ist ein Erfolg! Denn frag dich mal ganz ehrlich, wie lange du gebraucht hast, um für dich wirklich zu verinnerlichen und zu glauben, dass Abnehmen nichts weiter als die negative Energiebilanz ist? Und sicher hast du das in diesem Buch nicht das erste Mal gehört oder gelesen. Trotzdem hat es seine Zeit gebraucht.

Also werte jede Erkenntnis für dich als Erfolg. Halte nicht dieses »Ich weiß doch, wie es geht, und ich muss es auch können« fest, sondern sage dir: »Okay, ich weiß jetzt schon einmal, wie es funktioniert. Jetzt kommt der Schritt der Umsetzung und den darf ich noch lernen.« Das Umsetzen ist nämlich eine ganz andere Geschichte. Denn in der Regel weiß man wahrscheinlich auch, wie Krafttraining funktioniert, in der Umsetzung hapert es da – zumindest in meinem Fall – aber an sehr, sehr vielen Stellen. Im ersten Schritt schon mal daran, dass ich gar nicht erst anfange. Auch wenn das jetzt ein lustiges Beispiel ist: Es ist ganz wichtig, dass du dir in diesem Moment sagst: »Mein Problem liegt in der Umsetzung, und das darf auch sein.« Du wirst merken, dass das wirklich Druck rausnimmt.

Also stell dir einfach vor, du würdest eine neue Sprache lernen. Du würdest dir niemals den Druck machen, dass du sie sofort sprechen können musst. Auch wenn du die Grammatik in der Theorie beherrschst, würdest du dir niemals sagen: »Ich muss jetzt jedes Wort schreiben können.« Du würdest die Sprache Schritt für Schritt erlernen. Vielleicht ist das eine ganz schöne Brücke im Kopf, so als Vergleich: »Das Erlernen einer Sprache geht nicht von heute auf morgen. Ich muss erst einmal anfangen und um eine Sprache dann mehr und mehr zu lernen, muss ich eben Vokabeln pauken. Ich muss das immer wiederholen, bis ich es schlussendlich kann.«

Im Prinzip ist es beim Abnehmen nichts anderes. Also nimm an dieser Stelle einfach mal den Druck raus! Und jetzt komme ich noch mal zurück auf das, was die Konsequenz von dem »Ich bin so blöd, ich bin die oder der Einzige und ich kriege es einfach nicht hin« ist: Wir verlieren die Hoffnung und den Glauben an uns. Wir glauben irgendwann nicht mehr, dass wir es schaffen können, und das Fiese ist dabei auch, dass unser Gehirn uns dabei leider ein bisschen negativ unterstützt, weil es natürlich oftmals – da schließe ich mich auch nicht aus – die Erfahrung, die wir gemacht haben, abgespeichert und sich »gemerkt« hat. Und diese Erfahrungen führen dann oft zu Sätzen wie »Ich kann es nicht und ich breche schon wieder ab«. Das Wichtige ist eben, hier und heute unserem Gehirn mal zu sagen: »Ja, das war immer so. Diesmal wird es aber anders sein, weil ich es anders umsetzen werde.« Wenn ich etwas anders umsetze, kommt auch ein anderes Ergebnis raus. Andersherum ist es natürlich auch so, dass etwas, was ich so angehe wie vorher, nicht richtiger und besser wird, nur weil ich es das achte, neunte oder zehnte Mal falsch mache. Und die oben angesprochene Stellschraube wird dazu führen, dass ich die alten, aus diesem Druck heraus resultierenden Verhaltensweisen einfach nicht mehr an den Tag legen werde: »Ich nehme den Druck raus und lasse den Glaubenssatz los, dass Herausforderungen nicht sein dürfen, denn sie sind völlig normal und gehören dazu.«

»Jetzt ist es eh egal!«

Eine ganz gravierende Verhaltensweise, die wir alle kennen, ist dieses »Na ja, jetzt ist es ja egal«. Was meine ich damit? Ich übertrete quasi eine mir selbst gesetzte Grenze und anschließend brechen alle Dämme. Dann gehe ich auch gleich mal richtig über die Grenze. Als kleines Beispiel: Ich habe mir vorgenommen – lassen wir mal den Sinn oder Unsinn dahingestellt –, abends auf dem Sofa keine Süßigkeiten mehr zu essen. Ich esse ein Stück Schokolade, weil ich Bock drauf habe, und denke: »Scheiße, jetzt hast du es wieder nicht hingekriegt.« Dann kann ich auch gleich die ganze Tafel essen und noch eine und außerdem die Chips und so weiter. Dieses »Jetzt ist es ja eh egal«, das haben wir doch alle schon mal erlebt. Wenn aber daraus resultiert, dass ich eine Grenze, die ich überschreite und die ich mir selbst gesetzt habe … du weißt, worauf ich hinauswill: Beim Abnehmen gibt es keine Grenzen. Es gibt Ziele, die wir erreichen können. Es gibt Verhaltensweisen, die wir uns vornehmen können. Aber es gibt nicht dieses Schwarz oder Weiß. Ich sage immer: Es wäre so schön, wenn wir beim Abnehmen eine Grenze überschreiten, beispielsweise bei der Ernährung, und der Körper würde dann sagen: »Ja gut, wenn du die Grenze überschritten hast, dann ist es eh egal. Iss mal, was du willst. Jetzt nimmst du 500 Gramm zu und mehr werden es nicht.« Aber die Energiebilanz kennt leider kein »egal« und keine Grenze nach oben. Das heißt, es ist einfach niemals egal! Du triffst bei jeder Entscheidung, bei jedem Bissen, den du mehr isst, die Entscheidung, dass du deinem Körper noch mehr Energie zuführst, also noch mehr zunehmen wirst. Der Satz »Jetzt ist es eh egal« ist also nicht nur selbstzerstörerisch, sondern auch faktisch falsch! Wodurch er trotzdem entsteht, ist aber völlig klar. In diesen Situationen bringen wir uns mit einer falschen Denkweise selbst in Schwierigkeiten, und das werden wir jetzt einfach mal lassen!

So planst du Herausforderungen richtig

Was kann ich anders machen? Ich möchte jetzt noch mal das klassische Beispiel nehmen, das du dann wieder auf alle anderen Situationen übertragen kannst: Ich habe mir vorgenommen, auf dem Sofa keine Süßigkeiten mehr zu essen oder keine herzhaften Snacks, und fange trotzdem an. In der Regel habe ich, bevor ich zum ersten Stück greife, schon diesen inneren Kampf in mir: »Nein, ich darf nicht.« – »Ich will aber unbedingt.« – »Nein, du darfst nicht. Du weißt genau, wenn du jetzt anfängst, dann passiert ein Unglück und es passt doch gar nicht mehr in deine Bilanz.« – »Oh, ich will aber unbedingt.« Ja, und irgendwann gewinnt die Schokolade, wenn wir in diesem Zwiegespräch sind.

Spannend werden diese Momente dann, wenn du verinnerlicht hast, dass Herausforderung und Strugglen einfach dazugehören. Wenn du dich nämlich dann fragst – jetzt kommen wir zur Reflexion: »Okay, warum möchte ich eigentlich gerade unbedingt diese Schokolade essen?« Das kann tausend Gründe haben, zum Beispiel: »Weil ich einfach gerade Bock auf Schokolade habe. Weil sie für mich dazugehört. Weil ich mir gern einen schönen Moment auf dem Sofa verschaffen möchte.« Und so weiter.

Und ich sage dir ganz ehrlich: Ich bin gar nicht unbedingt derjenige, der immer sagt: »Das sollte nicht passieren.« Warum? Also, ich liebe Essen und für mich ist es zum Beispiel ein schönes Gefühl, mir abends auf dem Sofa etwas Gutes tun zu können, wenn ich es für mich als solches empfinde. Was dabei negativ mitschwingt: Ich könnte mich natürlich parallel von meinem Ziel entfernen oder meine Energiebilanz sprengen. Also ist das »Blöde« eigentlich, dass ich etwas tue, was ich eigentlich gar nicht will. Genau deshalb ist die Frage so wichtig: »Warum möchte ich jetzt gerade dieses Stück Schokolade essen?« Und wenn ich das weiß, dann kann ich damit erst mal arbeiten. Wenn mir zum Beispiel klar wird: »Weil ich gerade irgendwie traurig bin und die

Schokolade mich trösten soll«, könnte ich mich fragen: »Ergibt das Sinn oder kann mich vielleicht auch etwas anderes trösten?« Eine andere Antwort könnte sein: »Weil mir gerade langweilig ist.« Dann kannst du dir im Prinzip die gleiche Frage stellen: »Vertreibt die Schokolade jetzt wirklich die Langeweile, und wenn ja, gibt es da noch etwas anderes, was das auch tun könnte? Gibt es vielleicht gerade irgendetwas aufzuräumen oder kann ich nicht auch eine Runde um den Block gehen? Oder wollte ich ohnehin schon die ganze Zeit etwas Bestimmtes tun?« Mache dann lieber das!

Genauso kann die Antwort auf die Frage aber auch sein: »Ich habe einfach Bock auf Schokolade!« Kommst du zu diesem Schluss, schiebe noch die Frage »Macht mich das im Nachhinein zufrieden oder unzufrieden?« und »Bin ich morgen noch damit zufrieden?« hinterher. Und wenn es dann bei einem klaren »Ja« und beim »Ich habe einfach Bock auf Schokolade!« bleibt, werde ich in der Regel nicht unzufrieden sein, denn ich hatte auf etwas Lust und habe es gegessen. Das ist das Leben!

Wenn wir dann einen Schritt weitergehen, könntest du dir mal die generelle Frage stellen: »Warum habe ich mir eigentlich das Ziel gesetzt, abends auf dem Sofa nichts mehr zu naschen, wenn ich es doch eigentlich gerne würde?«

Und jetzt kommen wir zu dem, was ich ganz am Anfang schrieb: die Frage nach dem Sinn oder Unsinn dieser »Regel«. Diese stellen wir uns dabei viel zu oft nicht. Das sollten wir jetzt aber mal schleunigst nachholen. Dann kommen wir nämlich dahin, diese uns selbst auferlegten Regeln zu hinterfragen. So könnte aus einem Verbot von Süßigkeiten, was ja ein typischer Klassiker ist, zum Beispiel werden: »Ich plane mir eine bestimmte Kalorienzahl für abends ein, und diese möchte ich nicht überschreiten, weil ich sonst meinem Ziel einfach nicht nähe komme, in der negativen Energiebilanz zu sein und mein Wunschgewicht zu erreichen. Und trotzdem kann ich es einbauen, abends Schokolade zu essen.« Fühlt sich doch schon gleich viel besser und umsetzbarer an, oder?

Wenn du jetzt zu der Fraktion gehörst: »Wenn ich einmal mit Schokolade anfange, kann ich nicht aufhören«, kann ich deine nun einsetzende Skepsis total gut verstehen. Du hast aber ganz, ganz viele Möglichkeiten. Beispielsweise kannst du einfach zu einer Alternative greifen, die du komplett essen kannst und die gut in dein Budget passt. Da gibt es ja in der heutigen Zeit unendlich viele Dinge. Wenn du einfach etwas findest, was dich zufrieden macht, und wenn dadurch dieser Druck erst mal raus ist, werden sich viele früher herausfordernde Situationen verändern. Es ist einfach etwas anderes, ob du schon mit schlechtem Gewissen Schokolade oder irgendetwas anderes isst oder ob du das aus einer entspannten Situation heraus tust: »Ich mache jetzt einfach das, was ich eingeplant habe.«

Und genauso kannst du das quasi mit allen Themen/Herausforderungen tun. Beispiel Urlaub: Was erwarte ich von meinem Urlaub? Was macht mich zufrieden oder unzufrieden? Welches Ziel kann ich mir setzen? Und wenn ich dann eine Herausforderung annehme, warum genau struggle ich eigentlich? Und da dürfen wir dann auch mal wegkommen von diesem »Ich kann nur strugglen, weil ich doof bin oder weil ich es nicht hinkriege«.

Ich sage an dieser Stelle noch einmal ganz klar: Wenn ich ein Ziel nicht erreiche, dann liegt es nicht an mir, sondern ich habe mir einfach das falsche Ziel gesetzt! Wir dürfen lernen, uns im Laufe unserer Gewichtsabnahme Ziele zu setzen, die wir erreichen. Das motiviert – und das Erreichen kleiner Ziele wird auf die Dauer als Resultat haben, dass wir das große Ziel erreichen. Ziele müssen, ich sage bewusst an der Stelle »müssen«, einfach für uns realistisch sein. Wir müssen das Gefühl haben, dass wir diese erreichen können und auch erreichen wollen.

Wenn du dein Ziel im Blick hast, zum Beispiel dein Wunschgewicht oder einfach das, was du damit verbindest; wenn du dein Warum vor Augen hast, deine innere Motivation, die dich zu diesem Ziel tragen soll, dann glaube mir, wirst du auch ehrlich und gnädig zu dir selbst sein, wenn du dir Verhaltensziele setzt. Du wirst merken, dass es überhaupt nicht schlimm ist, auch mal zu sagen: »Dieses Ziel habe ich mir zu hoch gesetzt – nein, das schaffe ich nicht.« Und noch mal: Das hat gar nichts damit zu tun, dass du schlechter bist als andere, sondern damit, dass du reflektiert und verinnerlicht hast, dass du dir nur noch Ziele setzen wirst, die du erreichen kannst. Nur das bringt dich weiter und dann ist es vielleicht ein kleinerer Schritt auf dem gesamten Weg.

Wenn du aber ein paar der kleineren Schritte gegangen bist, gehst du dann vielleicht den nächsten großen. Vielleicht aber eben auch nicht. Dazu abschließend noch einmal ein Beispiel aus meiner eigenen Praxis: Seit Beginn des Jahres 2021 stehe ich regelmäßig auf dem Laufband und ich würde tatsächlich niemals sagen, obwohl ich es inzwischen so regelmäßig tue, dass ich Sport mache. Weil es »nur« 30 Minuten am Morgen sind. Außerdem laufe ich dabei immer die Geschwindigkeit Stufe 6, und das ist echt nicht schnell. Also, es bringt mich schon zum Laufen, ich kann dabei nicht mehr »gehen«, aber noch gut Sprachnachrichten beantworten. Ich komme auf jeden Fall echt ins Schwitzen, gehe aber auch nicht völlig erschlagen vom Laufband. Ich habe schon öfter Nachrichten bekommen à la: »Sag mal, Dirk, ich sehe, du läufst immer auf 6 (ich poste es auf Instagram), willst du das nicht mal schneller einstellen? Hast du da gar kein Ziel?« Und ich antworte: »Nein, mein Ziel ist, dass ich es dauerhaft mache, und ich weiß, wenn ich fünf Jahre auf Stufe 6 laufe, wird mich das weiter bringen als drei Wochen auf Stufe 12. Denn auf Stufe 12 hätte ich nach drei Wochen einfach keinen Bock mehr und würde es ganz sein lassen.«

Ich bleibe also dabei: Ziele müssen erreicht werden und am Ende macht es eben auch mal die Summe der erreichten kleinen Ziele. Auf unserem Abnehmweg fangen wir ganz schnell an, schöne Dinge in unserem Leben, wie beispielsweise Urlaub oder Einladungen, essen gehen oder ein Stück Kuchen, zu unserem Todfeind zu erklären. Ich höre ganz, ganz häufig: »Oh nein, ich habe Angst vor meinem Urlaub.« Und: »Oh Gott, ich bin eingeladen, was mache ich nur?« Da dürfen wir getrost die Kirche im Dorf lassen.

Beobachte doch mal schlanke Menschen. Die verhalten sich bei einer Einladung, im Urlaub und beim Kuchenessen auch mal ganz genauso wie wir. Der Unterschied ist, ein schlanker Mensch hat davor keine Panik. Er tut es einfach. Er tut aber auch vorher und hinterher Dinge »einfach«. Er gleicht instinktiv aus. Und genau das fällt uns eben einfach schwer. Es wird uns aber leichterfallen, wenn wir uns auch an dieser Stelle nicht schon den Druck aufbauen und Dinge zu »Herausforderungen« erklären, die eigentlich keine sind. Denn sie gehören einfach zum Leben dazu!

Ich habe auch jahrelang gebraucht, um das für mich umsetzen zu können. Gerade das Thema Urlaub war für mich eine Dauerherausforderung. Ich habe immer nach Strategien gesucht, wie Urlaub irgendwie für mich funktionieren kann. Irgendwann habe ich gemerkt, was für mich *nicht* funktionieren wird, und das ist, auf irgendwas krampfhaft zu verzichten. Ich schaffe und will das einfach nicht. Irgendwann war ich an dem Punkt und habe mich gefragt: Dirk, warum schaffst du denn eigentlich nichts von dem im Urlaub, was du dir vornimmst? Und ich kam dann zu diesem Ergebnis: Weil ich mir einfach das Falsche vornehme.

Alles, was ich mir vorgenommen habe, ging natürlich immer in die Richtung: »Oh Gott, bloß keine Zunahme mit nach Haus bringen!« Was für ein Quatsch! Wer macht denn so was im Urlaub? Ich weiß, es gelingt einigen, mir aber eben nicht. Also habe ich angefangen zu erforschen, was mich denn zufrieden und was unzufrieden macht. Um das Ganze abzukürzen, ich bin ganz schnell darauf gekommen, dass es, auch wenn ich mich im Urlaub in die positive Energiebilanz bewege, einfach Dinge gibt, die ich nicht übertreiben muss. Ich muss mir da nicht jeden Abend diverse Cocktails reinschrauben. Ich muss nicht fünfmal zum Nachtischbüfett gehen. Es wird Tage geben, an denen ich das tue, weil ich Bock darauf habe, und es wird Tage geben, an denen ich es lasse. Mit dieser Strategie fahre ich jetzt richtig gut und »richtig gut« heißt nicht, dass ich nicht zunehme. Ich nehme auch im Urlaub zu. »Richtig gut« heißt, dass ich entspannt bin und vor allen Dingen entspannt wieder zurückkomme und – das ist das Entscheidende – ich mir vorher schon einen Plan mache, wie es nach dem Urlaub weitergeht. Nicht etwa weil mir das nicht klar ist, sondern weil ich mir überlegt habe: Okay, was kann eigentlich dazu führen, dass ich nach dem Urlaub struggle? Na ja, dass ich nicht die richtigen Lebensmittel zu Hause habe, weil der Kühlschrank logischerweise leer ist. Dass ich irgendwie gar keinen Plan habe. Heute komme ich nach Hause und der Kühlschrank ist mit den Lebensmitteln gefüllt, die dann sofort griffbereit sind und die mich über die ersten Tage bringen können, bis ich wieder einkaufen gehen kann. Und Urlaub ist für mich keine Herausforderung mehr, genauso wie essen gehen oder ein schöner Abend mit Freunden. Das ist für mich das Leben!

Also schau auch bitte mal, was du für dich als Herausforderung definierst. Viele Herausforderungen sind einfach Lebensereignisse, bei denen du entscheiden kannst, wie du dich da verhalten möchtest.

Ich habe dieses Kapitel erneut bewusst sehr ausführlich gehalten. Dies tue ich immer dann, wenn ich Themen anschneide, die den Unterschied machen. Lies dir also auch dieses Kapitel mit all seinen Beispielen immer wieder durch, wenn du dich von Herausforderungen gestresst fühlst. Irgendwann wirst du deine Lösungen haben oder du lässt dich bei besonders hartnäckigen Themen einfach coachen, um sie zu finden.

ÄNDERE DEINE BEZIEHUNG ZUR WAAGE

Die Zahl auf der Waage definiert, ob wir uns gut oder schlecht fühlen, und zeigt uns, ob wir beim Abnehmen erfolgreich sind oder nicht. Trifft dieser Satz für dich ins Schwarze? Ein israelisches Sprichwort besagt: »Eine halbe Wahrheit ist eine ganze Lüge.« Die Waage vermittelt dir leider nicht mehr als die halbe Wahrheit. Um herauszufinden, woran das liegt und wie du den Gang auf die Waage in Zukunft mit mehr Gelassenheit betrachten kannst, habe ich zu diesem essenziellen Thema einen Blogartikel für dich geschrieben. Wenn du das, was du auf den folgenden Seiten liest, wirklich verinnerlichst, wird sich deine gesamte Einstellung zum Abnehmen verändern. Ich bin wirklich kein Theoretiker, ich spreche aus der Praxis. Die Art und Weise zu denken, die ich dir heute vermitteln werde, hat die Einstellung von Tausenden von Menschen verändert, sobald sie diese verinnerlicht haben. Vielleicht ertappst du dich dabei, dass du innerlich abblockst und denkst: »Das ist doch alles Quatsch, was der da schreibt.« Ich versichere dir: Das ist eine ganz normale Reaktion. Anhand vieler praktischer Beispiele versuche ich dir aber bewusst zu machen, dass das, was du heute liest, wirklich wichtig und real ist. Meine dazu passende 127. Folge »Die Waage – das große Missverständnis« meines Podcasts »Abspecken kann jeder« ist die mit Abstand am meisten zitierte und geteilte Episode seit Bestehen des Podcasts – aber nun genug des Vorgeplänkels! Lass uns loslegen!

Die Waage ist der häufigste Abbruchgrund!

Es geht in diesem Kapitel nun also um unser »allerliebstes« Messinstrument – nämlich um die Waage. Natürlich spielt sie eine wichtige Rolle bei der Gewichtsabnahme, denn am Ende zeigt sie uns ganz klar unseren Fortschritt an.

Aber sie ist eben auch das, was so viele Menschen frustriert aufgeben lässt. Sie löst ein derart zwanghaftes, krankhaftes und unnormales Verhalten in vielen von uns aus, dass es sich lohnt, wirklich Schritt für Schritt mit ihr abzurechnen. Und genau das machen wir heute hier an dieser Stelle. Wenn du dich also auch dabei erwischst, dass du – wie viele andere da draußen auch – immer noch sehr auf die Waage bezogen bist, dann versuche ich das heute mit dir zu ändern.

Gewichtsschwankungen und Aussagekraft der Waage

Wir nutzen die Waage, um unser Ergebnis zu überprüfen, und zwar in der Hinsicht, ob der Kurs, den wir eingeschlagen haben, richtig ist, ob wir fehlerfrei sind, ob alles so läuft, wie es laufen soll. Aber genau das kann uns die Waage nicht geben. Wenn du alles »richtig« machst und in der negativen Energiebilanz bist, ist dein Ergebnis ein Gewichtsverlust. Wenn du die letzten Kapitel verinnerlicht hast, weißt du: Mehr Energie verbrauchen, als du zu dir nimmst, ist für den reinen Abnahmeerfolg alles, was zu tun ist. Das ist logisch. Wenn du dich alle vier Wochen wiegst und dich in dieser Zeit an diese einfache Formel hältst – dass hier natürlich auch mal das Leben dazwischenkommen kann, lassen wir an dieser Stelle einmal außen vor –, dann würdest du alle vier Wochen weniger Gewicht auf der Waage haben als vorher.

Sollten sich bei dir dabei irgendwelche Fehler einschleichen oder du dich selbst austricksen wollen, indem du zum Beispiel davon ausgehst, dass alles, was du nach 18 Uhr zu dir nimmst, nicht mehr zu der Energiebilanz zählt, dann wird dich die Waage eben nach diesen vier Wochen ganz schnell eines Besseren belehren.

Ich denke, du stimmst mir nach dem Lesen dieses Buches zu, dass es eigentlich kein Hexenwerk ist, rein inhaltlich alles richtig zu machen. Natürlich muss man hier und da noch dranbleiben und Dinge überprüfen. Du bräuchtest dann aber theoretisch keine Waage mehr, um dich zu »kontrollieren«, denn du kannst dir sicher sein, dass es beim Beachten dieser einfachen Formel zu einer Gewichtsabnahme kommt. Eigentlich könnten wir sogar komplett auf unser Gefühl vertrauen, aber dennoch wünschen wir uns die »Sicherheit« und konkrete Zahlen schwarz auf weiß, und das ist natürlich auch okay!

Die Waage hat allerdings nur eine eingeschränkte Aussagekraft. Wenn du eine Woche perfekt in der negativen Energiebilanz lebst und dein Wiegetag ist Freitag, am Donnerstag hast du allerdings abends etwas Salziges gegessen und dadurch so einen Durst, dass du literweise Wasser in dich hineinkippst, dann wirst du mit Sicherheit am nächsten Tag »zugenommen« haben, weil du natürlich die Flüssigkeit noch in dir hast. 1 Liter Wasser wiegt nun einmal 1 Kilo und die Wahrscheinlichkeit, dass du das über Nacht wieder alles ausgeschieden hast, ist sehr gering, zumal salzige Speisen das Wasser im Körper auch noch binden. Die Zahl auf der Waage sagt also in diesem Fall überhaupt nichts über Erfolg oder Misserfolg in dieser genannten Woche aus. Eigentlich weißt du das in diesem Moment auch selbst ganz genau. Aber trotzdem wirst du merken: Das Wiegen macht irgendwas mit dir, weil du es dir eben einfach anders gewünscht hättest.

Die Krönung dieser Ungenauigkeit ist das tägliche Wiegen. Das ist im Grunde genommen der größte Schwachsinn, den es gibt. Es sagt wirklich überhaupt nichts aus. Eine Schwankung – ganz gleich ob nach oben oder nach unten – kann auf täglicher Basis etliche Gründe haben – und die haben rein gar nichts mit Abnehmen oder Zunehmen zu tun. Meine direkte Aufforderung an dich: Lass das tägliche Wiegen bitte sein, denn es gibt wirklich nicht einen vernünftigen Grund dafür. Wenn du jetzt gerne sagen möchtest, dass du das aber brauchst, dass das für dich zu deinem täglichen Ritual gehört und dass es dir Motivation gibt, dann denk bitte darüber nach, was genau dich daran überhaupt motiviert. Ein Erfolg, den du gar nicht siehst? Ein Druck, den du eigentlich nicht brauchst, wenn du doch ein starkes Warum aus dem Herzen hast? Egal was: Hinterfrage das bitte und dann *lass es sein.*

Verhaltensänderung als Schlüssel zum Erfolg

Wenn du schon mal Teil einer Abnahmegruppe warst, in der die Menschen vor Beginn gewogen werden, wirst du gesehen haben, was sie alles anstellen, damit die Zahl auf der Waage niedriger ist als in der Vorwoche. Das geht von nichts essen und nichts trinken bis dahin, sich so viele Klamotten vom Leib zu reißen wie möglich. Wenn die Leute dann auch noch aufgefordert werden, die Schuhe aus hygienischen Gründen anzulassen, bevor sie die Waage betreten, endet das beinahe in einem Faustkampf. Und warum? Weil wir besessen davon sind, dass die Waage in dieser Woche weniger anzeigt als in der Woche zuvor, und wenn wir uns eben dafür die Klamotten vom Leib reißen müssen, um uns von vorne bis hinten selbst zu verarschen. Und weißt du, was? Das ist komplett – sorry! – verhaltensgestört! Wenn du dich jetzt angesprochen und ertappt fühlst – ich schreibe das nicht, um dich runterzuputzen, sondern um dir bewusst zu machen, was die Waage mit uns macht. Wenn du dich in der letzten Woche ohne Schuhe gewogen hast und diese Woche sollst du es aus irgendeinem Grund mit Schuhen tun, dann könnte sich natürlich auch einfach dein Verstand einschalten und dir sagen, dass du nur mehr wiegst als letzte Woche, weil du eben Schuhe anhast. Tut er aber nicht.

Die Menschen drehen völlig durch, rasten aus, schnappen sich ihre Klamotten und verlassen den Workshop auf der Stelle. So reagieren manche, wenn sie keine Chance mehr haben, die Waage zu manipulieren – und das ist absoluter Irrsinn! Die Waage sagt zunächst einmal nichts darüber aus, ob wir erfolgreich oder nicht erfolgreich waren. Eine Abnahme heißt nicht grundsätzlich, dass du erfolgreich warst. Eine Zunahme heißt nicht automatisch, dass du nicht erfolgreich warst. Es ist eine Zahl, die kleiner oder größer geworden ist. Das war's. Die Abnahme alleine sagt auch mir als Coach nichts darüber, ob du auf einem guten Weg bist oder nicht.

Ein Beispiel: Dir ist klar, dass wenn du jetzt anfangen würdest zu fasten, du supergut und schnell abnimmst. Dir ist aber genauso bewusst, dass du nicht dein Leben lang fasten kannst oder willst und irgendwann wieder anfangen musst, etwas zu essen – und wenn du das tust, wirst du logischerweise sofort wieder zunehmen. Du hast schlussendlich an deinem Essverhalten nichts geändert. Kannst du diese »Abnahme« dann also als wahren und langfristigen Erfolg bezeichnen?

Ich denke, wir beiden kennen die Antwort ... Je länger du bei deinem Vorhaben abzunehmen am Ball bleibst, desto mehr wird dir bewusst, dass noch ein wichtiger Faktor dazukommt: unser Verhalten. Wir haben uns nämlich in Bezug aufs Essen Verhaltensweisen antrainiert – aufgrund von Langeweile, Gewohnheit oder weil wir etwas kompensieren wollen –, die wir schlecht wieder loswerden. Du weißt im Prinzip ganz genau, dass es dich nicht näher an dein Ziel bringt, dir abends eine Tafel Schokolade reinzuziehen, und dass dies deiner Energiebilanz schadet. Trotzdem erwischst du dich vielleicht immer und immer wieder dabei, dass du es dennoch tust. Das heißt nicht, dass du schlecht bist, dass du falsch bist, dass du es nicht kannst, sondern zeigt einfach nur, worum es beim Abnehmen tatsächlich geht, nämlich um Verhaltensänderung.

Das reine Wissen, wie man abnimmt, ist in der Regel überhaupt kein Problem. Nach nur zwei bis drei Coachingstunden weißt du ganz genau, wie du dich ernähren solltest, was gesund und was ungesund ist. »Ich weiß ja eigentlich alles« ist der Satz, der mir regelmäßig zu Ohren kommt. Oder: »Ich weiß ja eigentlich, wie es geht – aber ich kriege es nicht hin.« Es ist die letzte Satzhälfte, auf die wir uns konzentrieren müssen. Ich bleibe auch hier dabei: Die allerwenigsten Leser – gehe gerne einmal in dich und überprüfe, ob du mir zustimmst – haben ein Wissensproblem. Du weißt, was du tun musst, wie du vorgehen musst, und *trotzdem* tust du Dinge, die deinem Wissen vollkommen widersprechen. Du machst Dinge »falsch«, obwohl du weißt, wie es eigentlich »richtig« gemacht wird – das sind genau die Verhaltensweisen, die geändert werden müssen.

Ich spreche da übrigens aus Erfahrung. Denn ich habe als vermeintlich hoffnungsloser Fall angefangen, der aber nun sein Gewicht seit acht Jahren hält. Damals hatte ich 20 Kilo Übergewicht. Dass ich dies nun so gut halten kann, liegt daran, dass ich meine Verhaltensweisen komplett geändert habe. Ich lerne jeden Tag neu dazu. Vor zwei Jahren habe ich dir in meinen Podcast-Folgen noch gesagt, dass Abnehmen kein Hexenwerk ist. Ich konnte dir auf das Gramm genau sagen, wie schwer ich war. Ich habe mich jede Woche gewogen und es gab starke Schwankungen zwischen streng sein zu mir selbst und »alles schleifen lassen«. Es war ein ständiger Wechsel zwischen kämpfen, irgendwas ausgleichen, mich gehen lassen und wieder von vorne. Kämpfen, ausgleichen, mich gehen lassen. Ich habe mir im Jahr 2020 als Neujahrsvorsatz gesetzt, dass ich mehr Balance in meinen Essalltag bringen möchte. So kam ich zu den Verhaltensänderungen. Das ist es nämlich, worum es beim Abnehmen tatsächlich geht.

Bitte frage dich an dieser Stelle ehrlich: Welchen Fokus hast du gerade – während du diese Zeilen liest – auf dauerhafte Verhaltensänderungen, oder tust du einfach nur *alles* dafür, dass die Zahl auf der Waage runtergeht?

Verhalten als Mess- und Erfolgsfaktor

Es gibt Phasen in unserem Leben, in denen alles anders ist als vorher, und gerade dann merken wir, wie sehr es auf unser Verhalten ankommt. Und weißt du, was das Fazit der meisten Menschen ist? Sie beschweren sich, dass alles so schwierig und so schlimm ist, weil wir nie gelernt haben, worauf es wirklich ankommt. Nämlich darauf, das Verhalten anzupassen. Ich bin wahrlich auch kein Held, auch ich hatte meine Schwierigkeiten, zum Beispiel am Anfang der Coronazeit und der damit verbundenen Umstellungen, aber mir ist nach ein paar Tagen klarg eworden, dass ich jetzt meinen kompletten Alltag neu strukturieren und meine Verhaltensweisen an diese neue Situation anpassen werde. Es ist mir gelungen, weil ich vorher bereits gelernt hatte, wie das geht und dass es wichtig ist, ins *Tun* zu kommen.

Womit misst du die Veränderung deiner Verhaltensweise? Das ist eine wirklich schwierige Frage. Lass mich dir dabei helfen. Am besten tust du das, indem du dich beobachtest und für dich bewertest – nur du für dich allein: Wie zufrieden bist du mit deinem Verhalten in der bestimmten Situation? Wie nah liegt dein Verhalten, welches du in der bestimmten Situation an den Tag gelegt hast, an dem, was du dir vorher vorgenommen hattest? Wie realistisch war das, was du dir vorgenommen hattest? Wie kann es das nächste Mal aussehen, wenn sich die Situation wiederholt? Du merkst, hier kommt jetzt unser Wissen aus den Kapiteln zum Thema Zufriedenheit wieder zum Einsatz. Beim Abnehmen glauben wir immer, wir könnten den Erfolg einer Verhaltensweise mit einer Waage messen. Und genau das ist völliger Bullshit. Ich kenne dich nicht, aber ich vermute, du stellst dich auf die Waage und denkst entweder »Ja!« oder »Ach du Scheiße …«. Bei »Ja« freust du dich und bei »Ach du Scheiße …« machst du dir selbst Vorwürfe oder sagst dir so etwas wie: »Oh Mann, jetzt muss aber alles anders werden. Ich muss disziplinierter sein, ich muss, ich muss, ich muss …« Und das ist alles für die Tonne.

Um dir das noch etwas mehr zu verdeutlichen, möchte ich dir jetzt einmal kurz anhand eines praktischen Beispiels zeigen, wie ein typisches Gespräch mit dir selbst, oder im Idealfall mit deinem Coach, ablaufen könnte: Du stellst dich auf die Waage – wir sehen eine Zahl. Du wirst aus Gewohnheit irgendwie auf diese Zahl reagieren. Ich als dein Coach werde nicht auf die Zahl reagieren, denn diese Zahl sagt überhaupt nichts darüber aus, was passiert ist in der Zeit, in der wir uns nicht gesehen haben.

Ich frage dich: »Mit welchem Verhalten, das du so an den Tag gelegt hast in der letzten Zeit, bist du zufrieden gewesen?« Und dann wirst du mir vielleicht so etwas erzählen wie: »Ich habe mir vorgenommen, alles zu tracken, was ich esse und trinke, und das ist mir auch zu 80 Prozent gelungen. Da bin ich stolz drauf. Ich habe mir vorgenommen, mich zweimal in der Woche zu bewegen, das habe ich auch hinbekommen. Ich habe mir vorgenommen, selbst zu kochen, und auch das habe ich geschafft.«

Ich dann zu dir: »Mensch, ich sehe ja deine Augen richtig leuchten und freue mich gerade total mit dir. Du hast alle drei Dinge umgesetzt, die du dir vorgenommen hast!«

Du: »Ja, ich bin auch stolz auf mich, denn ich hätte gar nicht gedacht, dass ich das schaffe.«

Ich: »Da hast du wirklich etwas verändert!«

Du: »Ja, aber was ist denn jetzt mit meinem Gewicht passiert?«

Ich: »Die Waage zeigt heute 500 Gramm mehr an als beim letzten Mal.« Wir unterbrechen diesen Dialog an dieser Stelle einmal kurz. Was denkst du, wie du jetzt reagieren solltest? Solltest du traurig und enttäuscht sein? Oder hast du eher das Gefühl, dass du auf dem richtigen Weg bist? Würdest du sagen: »Da mache ich schon so viel und nichts funktioniert.« Oder würdest du sagen: »Geil, die Zahl ist mir scheißegal, ich bin auf dem richtigen Weg!« Denkst du: »Ich habe drei Verhaltensweisen geändert und wenn ich langfristig dranbleibe, werde ich erfolgreich sein.«

Ich glaube, ich weiß, was du jetzt denkst. Vielleicht, und die Chance ist tatsächlich recht hoch, guckst du mich aber nur traurig an. Dann könnte der Dialog wie folgt weitergehen:

Ich: »Mensch, du guckst so traurig, was geht dir gerade durch den Kopf?«

Du: »Ich hätte mir eigentlich bei dem, was ich geleistet habe, ein anderes Ergebnis gewünscht.«

Ich: »Ja, okay, das kann ich verstehen, wir werden natürlich gerne belohnt für das, was wir tun. Aber die Enttäuschung mal eben beiseite – überrascht dich das Ergebnis jetzt?«

Du: »Ehrlich gesagt nicht, denn trotz all dem, was ich gesagt habe, war ich dreimal eingeladen und habe richtig über die Stränge geschlagen. Es war die Hochzeit von einem guten Freund, eine Geburtstagsfeier und ein Abend bei Freunden, und ich habe mir vorher vorgenommen, dass ich das alles genießen will.«

Du siehst – die drei Dinge, die du mir vorher aufgezählt hast, stehen auf einem ganz anderen Blatt als die drei Einladungen. Das schmälert aber überhaupt nicht, dass die drei vorherigen Vorhaben umgesetzt wurden. Würde ich fragen: »Okay, wenn du so auf diese Feiern guckst, würdest du da im Nachgang irgendetwas anders machen?«

Du: »Ganz ehrlich, Dirk, ich würde nichts daran ändern, denn es hat mich glücklich gemacht und ich habe es genossen!«

Ich: »Zufriedenheit ist ein wichtiges Gefühl, denn solange du zufrieden bist, wirst du dein Abnahmevorhaben nicht abbrechen. Das wirst du nur tun, wenn du unzufrieden bist. Wir beenden nichts aus einer Zufriedenheit heraus.«

Du: »Ja, Dirk, du hast recht.«

Ich: »Behalte für dich immer deine Erfolge im Hinterkopf: Du hast es zu 80 Prozent geschafft, dir alles aufzuschreiben, du hast dich mehr bewegt und mehr für dich gekocht. Genauso, wie du es dir vorgenommen hast. Und ich höre außerdem heraus, dass du an drei Feiern teilgenommen hast, die du bewusst genossen hast. Du hast es dir bewusst vorgenommen, es dann auch getan und du hast kein schlechtes Gewissen. Wie würde es aussehen, wenn du deinen Weg jetzt zufrieden weitergehst?«

Du: »Ich glaube, ich mache genauso weiter. Ich werde weiterhin den Fokus auf das Tracken und die Bewegung legen und auch das Kochen frischer Zutaten werde ich beibehalten, vielleicht schaffe ich es ja sogar mit einer weiteren Mahlzeit am Tag.«

Ich: »Super, das ist doch toll und ich bin mir sicher, dass du auf Dauer damit erfolgreich sein wirst. Oder hast du jetzt wieder drei Feiern, die anstehen?«

Du: »Nee, ich feiere ja nicht jede Woche dreimal!«

Das ist jetzt nur ein Beispiel, wie du mit dir auf der Waage reden solltest oder mit deinem Coach. Und ich hoffe, ich konnte dir mit diesem Dialog zeigen, wie irrelevant diese Zahl auf der Waage eigentlich ist.

Ich gebe dir noch ein anderes Beispiel, denn es ist mir wichtig, dieses Thema ausführlich mit dir zu bearbeiten. Der nächste Dialog sieht wie folgt aus: Du kommst erneut zu mir und stellst dich auf die Waage. Du bist total aufgeregt und möchtest unbedingt wissen, ob du zu- oder abgenommen hast.

Ich: »Die Waage zeigt 500 Gramm weniger an als beim letzten Mal.«

Du: »Oh, Gott sei Dank!« Ich: »Du wirkst erleichtert, was ist los?«

Du: »Ich bin total froh, dass ich abgenommen habe, denn so richtig verdient habe ich mir das eigentlich nicht ...«

Ich: »Okay, wie kommst du jetzt zu dieser Aussage?«

Du: »Ja weißt du, Dirk, ich bin wieder voll in mein altes Verhaltensmuster gefallen. Jeden Abend habe ich aus Langeweile Schokolade gegessen, und das wollte ich ja eigentlich nicht mehr. Aber das ist ja jetzt egal, ich habe ja trotzdem abgenommen.«

An dieser Stelle unterbreche ich jetzt noch mal den Dialog und bitte dich, in dich zu gehen und zu überlegen, ob es wirklich egal ist. Nur weil du abgenommen hast? Natürlich kann man jetzt Überlegungen anstellen und sich fragen, ob du die Schokolade vielleicht innerhalb deines Budgets gegessen und daher trotzdem das Energiedefizit eingehalten hast. Was jedoch nichts daran ändert, dass du eine für dich negative Verhaltensweise identifiziert hast. Das Gespräch geht also wie folgt weiter:

Ich: »Okay, ich sehe deine Erleichterung, aber ich höre auch etwas heraus, was mich zur folgenden Frage führt: Macht dich diese Verhaltensweise zufrieden, dass du da abends auf dem Sofa aus Langeweile isst?«

Du: »Nee, das macht mich überhaupt nicht zufrieden, denn das wollte ich ja eigentlich nicht.«

Ich: »Warum wolltest du das denn nicht?«

Du: »Ich werde nicht dauerhaft abnehmen, wenn ich das so weitermache ...«

Ich: »Genau, das kann sehr gut sein. Wenn du also jetzt noch mal in diese Situation hineingehst, in dieses Abends-gelangweilt-auf-dem-Sofa-Sitzen – wie könntest du zufrieden aus dieser Situation herausgehen?«

Du: »Wenn ich die Schokolade nicht essen würde.«

Ich: »Alles klar, und wie kriegst du das hin? Meinst du, du schaffst es, die Schokolade jetzt einfach wegzulassen, nur weil wir hier darüber gesprochen haben?«

Du: »Nee, das würde ich nicht hinkriegen.«

Ich: »Was darfst du dann alternativ tun, damit du diese Situation zufrieden abschließen kannst?«

Du: »Na ja, vielleicht etwas anderes suchen gegen die Langeweile.«

Ich: »Was könnte das denn zum Beispiel sein? Was wäre da realistisch?«

Du: »Ich hatte mir ja eigentlich vorgenommen, dreimal die Woche ein Work-out zu machen, nur dazu habe ich irgendwie nie Lust und rede mir immer ein, ich habe keine Zeit dafür. Dann sollte ich mir die Zeiten, in denen ich mich langweile, vielleicht für die Work-outs nehmen.«

Ich: »Du klingst hier gerade sehr klar. Ist das von deinem Gefühl her realistisch?«

Du: »Ja, jetzt wo wir so drüber reden, werde ich mich an unser Gespräch erinnern. Dann glaube ich, dass es realistisch ist. Nein, ich weiß, es ist realistisch.«

Ich: »Super! Da bin ich gespannt, was du mir das nächste Mal berichtest.«

Analysiere dein Verhalten und finde Alternativen

Dadurch, dass du so etwas sagst wie zum Beispiel: »Ach, ich habe ja abgenommen, da ist eh alles andere egal!« (siehe auch S. 96), versäumst du es, dein Verhalten zu analysieren, und ich kann dir dazu eines sagen: Der Grund, warum ich seit acht Jahren mein Gewicht halte, ist, dass ich ständig mein Verhalten überprüfe und daran arbeite.

Das kann zum Beispiel so aussehen, dass ich sage: »Ich habe schon wieder eine solche Lust auf Süßigkeiten, und das hört einfach nicht auf!« Die Lösung ist dann heute nicht mehr die, dass ich dieser Lust so einfach nachgebe, sondern dass ich losgehe und mir Alternativen suche, mir beispielsweise auf Instagram Rezepte raussuche und wie ein Irrer backe. Und diese Rezepte sind dann so einfach, dass selbst ich sie hinbekomme. Das Resultat ist, dass ich meinen Heißhunger auf Süßes stillen und gleichzeitig innerhalb meines Budgets bleiben kann. Ich schaffe also trotz meines übertriebenen Süßhungers eine negative Energiebilanz. Mit ein bisschen Aufwand dahinter, na klar, aber das ist das, was mir hilft, und das ist schlussendlich das, was mich erfolgreicher macht. Dass Verzicht hier einfach keine dauerhafte Lösung sein kann, haben wir ja schon ausführlich besprochen.

Die Waage – Übung zur Reflexion

Und jetzt reden wir mal übers Gewicht, weil es einfach gerade gut passt: Im Laufe der Covid-19-Pandemie habe ich meine Gewichtskurve kontrolliert: Ich wog irgendwann weniger als in den letzten vier Jahren davor, und das, obwohl auch für mich die Zeit herausfordernd war. Ich gehe aber inzwischen mit solchen Situationen anders um und habe mein Verhalten entsprechend analysiert und angepasst. Was ich konkret tue, ist Folgendes: Ich hatte zum Beispiel manchmal keine gute Woche und wahnsinnig viel Hunger. Ich habe viel zu viel gegessen, gar nicht mal nur schlechte Sachen, einfach nur viel zu viel – ein totales Loch im Bauch, und ich wusste genau, wie sich das auf der Waage auswirken wird. Daher habe ich mit mir gehadert, am Wiegetag auf die Waage zu gehen, und mich dann gefragt: Wenn ich auf die Waage gehe, was macht das dann mit mir? Mir war völlig klar, dass mich das demotivieren würde. Ich habe mich in dieser Woche *nicht* gewogen! Ich habe den Gang auf die Waage aber nicht gemieden – und das ist mir jetzt ganz wichtig –, um mich selbst zu betrügen, sondern ich habe mir ganz klar gesagt: Nein, Dirk, du brauchst die Waage nicht, denn dir ist völlig klar, dass dich das Verhalten, das du letzte Woche an den Tag gelegt hast, nicht zufrieden gemacht hat, du warst in Bezug auf deine Handlungen nicht erfolgreich, und das hat überhaupt nichts mit dieser Waage zu tun. Denn du hast dich nicht so verhalten, wie du es wolltest. Somit habe ich dann den Gedanken an die Waage ad acta gelegt und stattdessen die Zeit genutzt, um mir zu überlegen, was ich nächste Woche tun kann, um wieder zufriedener zu sein.

Ich habe dann also an meinen Mahlzeiten rumgeschraubt, andere Dinge gegessen, aber auch irgendwie darauf vertraut, dass nicht jede Woche so eine

»Fresswoche« sein wird. Und so habe ich zum Beispiel das Frühstück umgestellt und hier und da noch ein bisschen gedreht. Aber ich habe mit mir zusätzlich den Deal gemacht, dass ich mich in der nächsten Woche wieder auf die Waage stelle, weil es einfach auch wichtig ist, die Routine des »Ich sehe meinem Gewicht ins Auge« beizubehalten. Und das Ergebnis war, dass ich tatsächlich dann im Vergleich zu vor 14 Tagen 300 Gramm weniger gewogen habe. Das war aber nicht der Erfolg. Der Erfolg war, dass mich die neu justierte Woche wieder zufrieden gemacht hat, dass ich erfolgreich war, und das ganz ohne Druck und irgendwelche Vorwürfe. Das hätte früher definitiv anders ausgesehen. Ich weiß, das waren jetzt sehr lange und intensive Kapitel, und je nachdem, wo du gerade auf deiner Reise stehst, kann es für dich noch schwierig sein, das alles nachzuvollziehen und umzusetzen. Vielleicht fragst du dich jetzt, wie du denn konkret in die Umsetzung kommen kannst. Gehe am besten folgendermaßen vor:

1) Solltest du dich noch täglich wiegen: Lass es sofort sein!

2) Stell dich wöchentlich auf die Waage, an einem festen Tag.

3) Nimm das Ergebnis auf der Waage für die nächsten vier Wochen lediglich zur Kenntnis. Bewerte nicht, ob das Ergebnis gut oder schlecht ist. Warum? Weil du das nicht kannst! Das Ergebnis beinhaltet keine Aussage über Erfolg oder Misserfolg, also nimm es einfach hin. Schreib es auf oder trag es in eine App ein.

Ich empfehle, dir dann vor – ganz wichtig! – dem Gang auf die Waage folgende Gedanken zu machen: Welches Verhalten hat mich in der vergangenen Woche zufrieden gemacht? Wenn du dir darüber hinaus noch Punkte notieren willst, die dich unzufrieden gemacht haben, schreibst du bitte direkt darunter: »Wie kann ich in der nächsten Woche mein Verhalten anpassen, um zufrieden zu sein?«, und beantwortest auch diese Frage. Dann erst gehst du auf die Waage und notierst dir an dieser Stelle das Ergebnis. Dabei ist es völlig egal, ob das Ergebnis mit dem, was du vorher geschrieben hast, übereinstimmt. Nimm einfach zur Kenntnis, dass es sich um zwei völlig verschiedene Themen handelt. Das machst du bitte vier Wochen lang wöchentlich. Ich verspreche dir, dass am Ende der vier Wochen die Zahl auf der Waage auf jeden Fall zu dem passt, was du dir aufgeschrieben hast – egal, was es ist.

Zum Abschluss dieses Kapitels gebe ich dir noch eine kleine Anregung zum Thema Zufriedenheit und Unzufriedenheit mit auf den Weg. Stell dir vor, du bist vier Wochen lang im Urlaub – all-inclusive – und du hast dir vorgenommen, diese Zeit in vollen Zügen zu genießen. Zu einer Mahlzeit isst du Salat und einmal am Tag machst du Sport. Du weißt, das wird nicht reichen, um eine negative Energiebilanz zu erzielen, aber du weißt auch, ohne diese kleinen »Schadensbegrenzungen« würdest du am Ende des Urlaubs 6 Kilo mehr wiegen. Jetzt schaffst du alles, was du dir vorgenommen hast, und nimmst stattdessen nur 2 Kilo zu. Wahrscheinlich ist das eine Zunahme, mit der du so zufrieden bist, wie du noch nie mit einer Zunahme zufrieden warst – wenn du dir bei oben beschriebener Reflexion vor dem Gang auf die Waage aufgeschrieben hast: »Ja, ich habe es jeden Tag geschafft, eine Mahlzeit durch etwas Gesundes zu ersetzen, und ich habe es geschafft, jeden Tag Sport zu machen.« Kannst du den Unterschied fühlen, wenn du nach so einem Urlaub, in welchem du alles anders gemacht hast als in den Urlauben zuvor, auf die Waage steigst und dir die Gewichtszunahme einkassierst im Vergleich zur Konsequenz einer blinden »Fresskalation«?

Verinnerliche noch einmal: Das Ergebnis auf der Waage sagt nichts darüber aus, ob du erfolgreich warst. Das Einzige, was deinen persönlichen Erfolg definieren sollte, ist, wie *du selbst* dein Verhalten der letzten Woche bewertest, und zwar passend zur jeweiligen Situation. Mache dir darüber ausreichend Gedanken. Ich verspreche dir: Deine Einstellung zum Abnehmen wird eine völlig andere sein. Der Druck lässt nach, die Zeit spielt keine Rolle mehr; du weißt, wenn du dein Verhalten im Griff hast, wirst du langfristig erfolgreich sein, egal, wie lange es dauert. Denn der Erfolg lässt sich so nicht vermeiden.

Ich hoffe, ich konnte dir mit diesen ausführlichen Kapiteln etwas dabei helfen, die Waage in einem anderen Licht zu sehen. Da ich weiß, welch Gamechanger dieses Thema sein kann, empfehle ich dir, parallel die Folge 127 meines Podcasts »Abspecken kann jeder« noch einmal zu hören oder dieses Kapitel mehrfach zu lesen. Vertraue mir: Es wird alles verändern!

GANZHEITLICH DENKEN UND WAS DAS BEDEUTET

In diesem Kapitel werden wir erstmalig »ganzheitlich« auf das Thema Abnehmen schauen.

Abnehmen ist nämlich mehr als nur die negative Energiebilanz. Versteh mich bitte nicht falsch, ich werde jetzt nicht alles, was ich davor geschrieben habe, widerrufen. Natürlich musst du, um abzunehmen, in der negativen Energiebilanz sein, und das ist auch das Einzige, wodurch du abnimmst. Trotzdem gibt es weitere Faktoren, die über die Ernährung hinausgehen und die sich massiv auf unseren Erfolg bei der Gewichtsabnahme auswirken können. Aus der Erfahrung weiß ich, dass die meisten von uns sich mit diesen Themen noch nicht so wirklich beschäftigt haben oder erst recht spät damit loslegen. In der Regel haben wir zwar davon schon gehört und »wissen« auch, wie wichtig das ist, und trotzdem tun wir es oftmals nicht. Ich möchte dir also gerne in den nächsten Unterkapiteln zeigen, warum das ganzheitliche Denken so wichtig ist und was genau das eigentlich bedeutet.

Es geht nicht nur ums Essen

Es ist also wie schon erwähnt nicht nur das Essen, auf das es ankommt. Natürlich ist das immer unsere erste Stellschraube, wenn wir von der negativen Energiebilanz sprechen, und selbstverständlich ist es auch superwichtig, dass wir auf unsere Ernährung schauen, denn dadurch wird unsere Energiebilanz ja maßgeblich beeinflusst. So kommt es dann aber beim Abnehmen auch sehr, sehr häufig dazu, dass sich eben alles um das Thema Essen dreht. Wir überlegen, was wir »dürfen«, wir überlegen, wie viel Platz wir noch in der Energiebilanz haben, wir überlegen, dass es ja auch bald wieder Herausforderungen gibt, die vor uns liegen, wir haben Hunger ... und essen, essen, essen. Inzwischen ist aber klar, dass sich so viel mehr auf unser Wohlbefinden auswirkt als nur das Essen.

Lass uns da mal kurz einen Blick in die verschiedenen Bereiche werfen, die sich grob folgendermaßen einteilen lassen: Ernährung, Bewegung, Mindset und Schlaf. Wenn du dir diese vier Themen anschaust, dann siehst du im Prinzip alles, was für dein Wohlbefinden relevant ist, und damit auch alles, was sich auf deine Gewichtsabnahme auswirken kann und wird.

Von daher möchte ich, dass du dich jetzt in diesem Moment einmal ganz kurz vom Thema Ernährung beziehungsweise Essen löst und dich ab sofort für die anderen Bereiche öffnest.

Die vier Lebensbereiche

Jetzt magst du vielleicht denken: »Was sollen mir diese Bereiche sagen? Natürlich ist Schlaf wichtig, aber ich kann mich schließlich nicht schlank schlafen. Das war doch einer der Mythen, die sich ums Abnehmen ranken.«

Natürlich kennst du auch das Thema Bewegung und wirst ganz sicher wissen: »Theoretisch kann ich auch ohne Bewegung abnehmen. Es geht ja nur um die negative Energiebilanz.«

Was das Mindset betrifft, erlebe ich aber tatsächlich, dass sich die Menschen damit dann doch intensiver auseinandersetzen. Dass der »Kopf« eine wichtige Rolle beim Erfolg spielt, wird vielen von uns immer klarer, und wenn du dich an meine Zeilen zu Beginn des Buches erinnerst, ging es da ja auch schon darum, dass wir eigentlich gar kein Wissensproblem, sondern viel, viel mehr ein Umsetzungsproblem haben. Und genau dieses Umsetzungsproblem liegt ganz oft und vielleicht sogar fast immer im Mindset begründet. Du merkst schon: Jetzt kriegen wir so langsam die Kurve dahin, uns einmal genau darüber Gedanken zu machen, ob unser bisher ausbleibender Abnahmeerfolg wirklich unbedingt mit dem Bereich Ernährung zu tun hat. Genau die Verbindung dieser vier Bereiche zueinander zu erkennen ist etwas, was für ganz viele beim Thema Abnehmen komplett neu ist. Für dich kann das nun Alltag werden.

Zusammenhang der Bereiche

An dieser Stelle wird es spannend. Natürlich ist es völlig richtig, wenn du auch jetzt wieder denkst: »Aber wieso das alles? Wenn ich abnehmen möchte, muss ich in die negative Energiebilanz und dann darf ich auf meine Ernährung achten.« Da hast du natürlich auch weiterhin völlig recht. Trotzdem könntest du ja theoretisch auch deine Energiebilanz beispielsweise genauso massiv durch Bewegung beeinflussen, ohne – und jetzt werden wir wirklich theoretisch – an deiner Ernährung etwas zu verändern. So habe ich zum Beispiel mit etlichen Menschen gearbeitet, die ihre Ernährung einfach nicht umstellen wollten, aber sehr, sehr sportlich waren. Und hier haben wir dann darauf geschaut, dass sie eben über die Bewegung in die negative Energiebilanz kommen.

Dieser Weg funktioniert genauso gut wie über die Ernährung. Natürlich nicht, wenn du mit deiner Ernährung wirklich jenseits von Gut und Böse bist. Dann müsstest du täglich Marathons laufen, was sicher die wenigsten von uns tun.

Dass auch der Schlaf mehr als nur »ein Bereich« ist, sondern vielleicht sogar die Grundlage für alles, was wir tun, setzt sich immer mehr in den Köpfen der Menschen durch. Nicht zuletzt dadurch, dass es hierzu immer mehr wissenschaftliche Erkenntnisse und Auswertungen gibt, die sich mit dem Thema Schlaf beschäftigen. Dazu komme ich später auch noch mal (siehe S. 162). Ich möchte dir trotzdem jetzt schon mal mit auf den Weg geben, dass auch ein ungesunder Schlaf die Ursache dafür sein kann, dass du nicht zu deinem Abnehmerfolg kommst.

Über das Mindset habe ich bereits gesprochen – vielleicht kann es sogar die Ursache für ausbleibenden Erfolg beim Abnehmen sein. Genau an diesem Punkt möchte ich dich noch einmal zum Nachdenken bringen. Führe dir bitte wieder den Satz vor Augen: »Wir haben kein Wissensproblem.« Auch ich beobachte in meiner direkten Arbeit im Vergleich zu der vor acht Jahren, dass die Menschen heute zu 90 Prozent genau wissen, *wie* sie sich ernähren sollten. Okay, ich gebe zu, das Thema mit der negativen Energiebilanz ist tatsächlich immer noch nicht jedem klar beziehungsweise wirklich verinnerlicht. Einige suchen tatsächlich noch nach der ultimativen Lösung oder nach der geheimen Abkürzung. Diese *kann* aber nur Coaching sein! An der negativen Energiebilanz kommt keiner vorbei. Trotzdem sage ich: Das Wissen ist bei den meisten von uns schon sehr, sehr gut und dennoch bekommen wir es nicht hin. Wenn du dich aber einmal hinsetzt und dir vor Augen führst, dass du gar kein Wissensproblem hast – wenn es bei dir so ist –, und dabei dann zu dem Ergebnis kommst, dass du eben ein Umsetzungsproblem hast, bemerkst du vielleicht auch in diesem Moment, dass dein »Arbeitsbereich« gar nicht die Ernährung ist, sondern eher das Mindset. Du kannst also gar nicht erfolgreich sein, weil du quasi permanent an der falschen Schraube herumdrehst.

Der Bereich Ernährung

Beim Abnehmen gibt es vier relevante Bereiche – holen wir uns diese noch einmal kurz vor unser geistiges Auge: Ernährung, Bewegung, Mindset und

Schlaf. Die anderen drei Bereiche kommen später noch einmal zur Sprache, aber unser Kernthema ist und bleibt: Die Säule Ernährung! Sie ist in der Regel wahrscheinlich diejenige, mit der du dich am längsten und am intensivsten auseinandergesetzt hast in den letzten Monaten, Jahren, vielleicht sogar Jahrzehnten.

Ich selbst beschäftige mich mit meiner Ernährung seit circa 20 Jahren. Kann auch ein bisschen länger sein. Mehr oder weniger erfolgreich, muss ich sagen. Also erfolgreich natürlich in den letzten Jahren, sonst würde ich mich jetzt hier nicht zu diesem Thema äußern, aber davor gingen einige Jahre ins Land, die nicht so erfolgreich waren. Es geht natürlich in erster Linie darum, eine gute, zufriedenstellende und ausgewogene Ernährung zu finden. Ich habe dafür eine lange Zeit einfach keinen natürlichen Weg gefunden, wie ich das meistern konnte.

Wenn wir ganz gern sagen, wir hätten früher einmal »normal« gegessen, hat das ja, wenn wir den Realitätscheck machen, mit »normaler« Ernährung einfach gar nichts zu tun gehabt. Das ist unterm Strich einfach eine Ernährung gewesen, die uns ins Übergewicht geführt hat, und das ist nun mal einfach nicht »normal«. Wir haben das einfach so gelernt oder sind an irgendeiner Stelle abgebogen, wo wir entschieden haben, wir gleichen das eine oder andere im Leben mit Essen aus. Vielleicht haben wir dem Essen eine Funktion gegeben, die es nicht hat. Mir ist dabei ganz wichtig klarzustellen: Schuld hat in der Regel niemand dran. Maximal wir selbst, denn niemand steckt uns das Essen in den Mund, aber ich finde, auch wir dürfen nett zu uns sein und sagen: Jeder hat eben seine oder ihre Schwäche. Es ist dann unsere Aufgabe, einen Weg zu finden, wie wir in die negative Energiebilanz oder eine ausgeglichene Energiebilanz kommen – und da machst du mit dem Lesen dieses Buchs einen tollen Schritt in die richtige Richtung.

Der nächste Punkt zur Ernährung betrifft ein ganz anderes Thema, aber mindestens genauso wichtig, nämlich dass wir uns ausgewogen ernähren! Denn ich kann natürlich auch mit einer einseitigen Ernährung, die irgendwie nur aus Gemüse oder Salat besteht, selbst aus Schokolade oder nur Nudeln, in eine negative Energiebilanz kommen. Es ist vielleicht ein bisschen schwieriger und macht unzufrieden und ist darüber hinaus auch überhaupt nicht gesund, aber es funktioniert. Das heißt, ich darf im nächsten Schritt schauen, wie ich es schaffe, eine Ernährung neu zu erlernen, die zusätzlich auch gesund und ausgewogen ist. Und dabei gilt meine berühmte Telleraufteilung, die ich in den Anfangskapiteln beschrieben habe. Ich hole sie an dieser Stelle aber kurz noch einmal in dein Bewusstsein zurück: Der Teller besteht zur Hälfte aus Obst oder Gemüse (eher Gemüse), zu einem Viertel aus Protein (Eiweiß) und einem Viertel aus Kohlenhydraten. Keine Anteile verschwinden dabei oder verschieben sich dauerhaft.

Ich weiß zum Beispiel aus meinen Interviews und auch von mir selbst, dass bei vielen die ursprüngliche »normale« Ernährung mit viel Obst oder Gemüse ganz wenig bis gar nichts zu tun hatte. Auch bei mir war das nicht der Fall. Mein Teller bestand zu 80 Prozent aus Kohlenhydraten und alles andere wurde obendrauf geklatscht. Am besten noch schön mit einer fetten Soße. Nichts gegen Kohlenhydrate, doch hat eine solche Aufteilung natürlich nichts mit einer ausgewogenen Ernährung zu tun. Und genau das dürfen wir im Blick behalten. Darüber hinaus denken wir auch daran, dass wir den Bereich Ernährung so entwickeln dürfen, dass er uns nicht stresst. Soll heißen, dass wir eine Ernährung finden, die nichts mit Verzicht zu tun hat (siehe S. 80).

Auch das Thema »Mit frischen Zutaten kochen« könnte für dich eine Bereicherung darstellen. Inspiration für einfache, gesunde und leckere Rezepte findest du in der Episode 180 meines Podcasts »Abspecken kann jeder«. Zum Bereich Ernährung gehört auch das Tracken der Lebensmittel (siehe S. 133).

Mit diesen wichtigsten Kernthemen habe ich jetzt noch mal den Bereich Ernährung zusammengefasst. Ich tippe mal: Die meisten von uns beschäftigen sich auch sehr intensiv oder sogar am intensivsten mit dieser Säule.

MACHE KEIN »PROGRAMM«, SONDERN FINDE DEINEN WEG

Ich möchte jetzt gern darüber sprechen, warum ein »Programm« nur ein Hilfsmittel oder ein Tool auf deinem Weg sein kann und für sich allein genommen Scheitern bedeuten kann. »Programm« setze ich dabei ganz bewusst in Anführungszeichen. Wenn du dich jetzt fragst: »Wie kommt er denn jetzt auf das Wort ›Programm‹?«, dann ist das einfach in Sätzen begründet, die ich sehr, sehr häufig als Abnehmcoach höre, wie: »Ich muss mal wieder ins Programm finden«, »Ich bin momentan ganz gut im Programm« oder: »Ich bin komplett aus dem Programm geflogen«. Du kannst das Wort natürlich auch durch »Plan« ersetzen – es wird gern in Sätzen benutzt wie: »Ich muss mal wieder in den Plan« oder: »Ich muss mal wieder nach Plan leben«. Hand aufs Herz: Kommt dir davon etwas bekannt vor? Ich kann dir eines versichern: Solange du diese Worte benutzt, wirst du dein Ziel vermutlich nicht dauerhaft erreichen. Ich unterstreiche hier »dauerhaft«, denn natürlich kannst du so irgendwie mal für eine befristete Zeit dein Ziel erreichen. Vielleicht hast du das sogar schon einmal »geschafft«. Andererseits stellst du dir dann auch immer wieder die Frage, warum es danach stets wieder abwärtsgeht oder warum du dein Ergebnis eben nicht dauerhaft halten kannst. Oder du fragst dich, warum du bisher nie am Ziel angekommen bist. Da kann ich dir einfach sagen, dass das mit dem »Programm« zu tun hat.

Es ist wie beim Jobwechsel

Mit den Begriffen »Programm« oder »Plan« ist meistens gemeint, dass bestimmte Tools genutzt werden, also zum Beispiel ein Essensplan, das Tracken von Lebensmitteln oder auch Bewegung im Alltag. Egal, um was es geht: All dies sind lediglich Hilfsmittel, die dich auf deinem Weg unterstützen. Mehr nicht!

Ich möchte dich an dieser Stelle mit einem Impuls zu diesem Thema abholen. Du kannst dir deinen Abnehmweg vorstellen wie einen Jobwechsel. Ich bin mir sicher, meine Leser haben ganz viel tolle und wichtige Berufe. Auf einmal wechselst du aber nun deinen Job. Du bekommst ein attraktives Angebot oder vielleicht hast du auch keine Lust mehr oder entscheidest dich einfach für etwas anderes. Du machst deinen alten Job einfach nicht mehr. Und nun ist der letzte Tag auf deiner Arbeit abgehakt und du fängst diesen neuen Job an. Ich denke mal, die meisten kennen das. Also versetze dich einmal in diese Situation zurück. Am Anfang ist natürlich alles noch neu und ungewohnt. Wir müssen viel lernen und es fühlt sich irgendwie komisch an. Mir fehlte dann immer der richtige Rhythmus, weil eben alles noch neu und total ungewohnt war. Du lernst neue Systeme und neue Menschen kennen und musst deinen Tag neu sortieren. Anstrengend, stressig und erschöpfend …

Irgendwann ist es dann aber so, dass du einfach wieder jeden Tag zur Arbeit gehst. Es wird zur Routine. Ja, du machst einen anderen Job, aber es fällt dir leicht, alles ist wieder durchsortiert, du bekommst dein Geld und zahlst davon deine Miete. Und genauso kannst du dir deinen Abnehmweg vorstellen. Du beendest den »alten Job«, nämlich die Zeit des Übergewichts. Du beendest all das, was dazu geführt hat, dass du übergewichtig warst oder aktuell noch bist. Du fängst den »neuen Job« an. Nämlich dich auf dein Ziel hinzubewegen.

Kannst du die Parallelen schon erkennen? Natürlich beschäftigst du dich intensiver und zeitaufwendiger damit. Du möchtest und musst ja etwas verändern, was du vielleicht schon ganz lange in Form von Routinen getan hast. Das kann zum Beispiel die Auswahl deiner Lebensmittel sein, das kann der Essrhythmus sein, das kann auch etwas mit dem Trinken zu tun haben, vielleicht musst du dir das Thema Bewegung angucken oder eben auch den Schlaf. Du darfst an deinem Mindset arbeiten und vielleicht ist es sogar alles nacheinander.

Du machst einfach etwas anderes und du musst dich damit beschäftigen, du musst Dinge ausprobieren und du lernst auch da neue Systeme kennen. Aber trotzdem, und das ist jetzt das alles Entscheidende dabei, muss es dein Ziel sein, dass du irgendwann einfach nur jeden Tag »zur Arbeit gehst«. Das bedeutet gleichermaßen, dass sich das Neue – also dein Weg zum Ziel – irgendwann wieder ganz selbstverständlich anfühlt. Jetzt wirst du wahrscheinlich sagen: »Okay, da ist für mich der Unterschied. Mit dem Job, das habe ich verstanden. Ich habe auch den Abnehmweg bis zu diesem Punkt verstanden, aber dass sich das so anfühlt wie einfach nur ›jeden Tag zur Arbeit gehen‹, das ist es bis dato nun wirklich überhaupt nicht.« Ja, und genau da liegt eben das Problem. Solange du dir sagst: »Ich muss im Programm bleiben« oder: »Ich muss meinen Plan leben«, ist das irgendwie so, als müsstest du dir jeden Tag die Bedienungsanleitung rausholen, wie dein Computer funktioniert oder wie deine Arbeitssysteme ablaufen. Das ist natürlich superanstrengend, und da hat nun wirklich niemand Lust drauf. So einen Job würdest du irgendwann hinschmeißen – und genau das passiert eben auch bei der Gewichtsabnahme. Vielleicht ist jetzt ein bisschen klarer geworden, warum ein »Programm« oder ein »Plan« eben niemals zum Ziel führen werden.

In den nächsten Kapiteln wird es deine Aufgabe sein, Programme und Pläne zu deinem persönlichen Weg zu machen. Führe dir ab dem heutigen Tag einfach immer mal wieder vor Augen, dass sich dein Weg irgendwann so anfühlen darf wie »jeden Tag zur Arbeit gehen«.

Nutze Tools, aber kreiere deinen Weg

Es ist natürlich so, dass wir einfach Unterstützung brauchen beim Abnehmen, und dafür gibt es Tools und Systeme. Wir dürfen uns eingestehen, dass wir halt sehr lange einen anderen »Job« gemacht haben, die Umsetzung beim

Abnehmen aber doch deutlich anders ist, als sich in einen neuen Job einzugewöhnen.

Ich gebe dir mal ein Beispiel von mir selbst zum Thema Bewegung. Wenn du in meinen Podcast »Abspecken kann jeder« reinhörst, wirst du bemerken, dass ich mich in den einzelnen Episoden unterschiedlich zu diesem Thema äußere. Da siehst du schon, was das Thema Bewegung bei mir für eine Rolle spielt. Aktuell beim Erscheinen dieses Buchs habe ich wieder durch den Kauf eines Laufbands Bewegung in meinen Alltag gebracht. Ich habe mir gesagt: Dreimal die Woche möchte ich 30 Minuten bei moderatem Tempo auf diesem Laufband sein. Gar nicht weil das jetzt ein so super Leistungssport ist oder weil ich da Kalorien verbrennen werde ohne Ende. Ich möchte mich einfach bewegen, weil ich merke, den ganzen Tag zu sitzen ist einfach nicht gesund. Ich weiß aber auch beim Thema Bewegung, dass sich dies für mich noch ganz schwierig anfühlen wird, so wie »jeden Tag zur Arbeit gehen«, weil ich dazu einfach mal ganz grundsätzlich keine Lust habe.

Jetzt wirst du vielleicht sagen: »Das ist bei der Arbeit manchmal auch so.« Und da hast du natürlich recht. Trotz allem haben wir da aber eben auch noch andere Motive. Wenn wir die Arbeit sein lassen, hat das durchaus Konsequenzen. Wenn ich die Bewegung sein lasse, habe ich die sicherlich auch, aber die spüre ich in diesem Moment nicht. Von daher ist es mir jetzt natürlich wichtig, die Bewegung möglichst so gut in meinen Tag zu inkludieren, dass die Hürde eben nicht so hoch ist. Das heißt in meinem konkreten Fall, dass ich dieses Laufband in einem Zimmer stehen habe und es einfach morgens, bevor ich meinen Tag starte, benutze. Ich habe das Laufen parallel dazu auf dreimal die Woche reduziert, sodass ich weiß, das nicht jeden Tag tun zu müssen. Es darf also auch Tage geben, an denen ich keine Lust habe. Es ist viel zu früh zu sagen, dass dieser Plan funktioniert hat, denn dazu bin ich schon zu oft an diesem Thema gescheitert, aber ich mache das Ganze jetzt schon durchgehend seit Beginn des Jahres 2021 und lege auch durchaus Wochen ein, in denen ich mein Laufband fünfmal für 30 Minuten aufsuche. Unterm Strich ist mein Tool in diesem Fall das Laufband in Kombination mit einer sinnvollen und realistischen Zielsetzung, wie wir es in den vorherigen Kapiteln durchgegangen sind.

Mein »Mindset-Tool« ist mein Warum, das für mich lautet: »Wenn ich mich dreimal die Woche regelmäßig bewege, bleibe ich gesund und fit.« Ein weiteres Tool ist die Planung, das heißt, ich kann das Ganze so in den Tag integrieren, dass ich das Gefühl habe, vor einer sehr geringen Hürde zu stehen. 30 Minuten zwischen »aufstehen« und »in den Tag starten«. Ich muss mich nicht vorher fertig machen, ich muss nicht irgendwie raus, sondern ich darf mich einfach nur auf dieses Laufband stellen und im Anschluss daran in den Tag starten. Das sind die Tools, die ich für dieses Ziel nutze, und es fühlt sich inzwischen tatsächlich vom Gewohnheitsfaktor so an wie »jeden Tag zur Arbeit gehen«.

Du hast bereits die Basis-Tools kennengelernt. In den nächsten Kapiteln erfährst du alles über weitere, sehr wichtige Tools und mehr über die einzelnen Abnehmbereiche Ernährung, Bewegung, Mindset und Schlaf. Sieh bitte die vorgestellten Mittel nicht als »Programm«, sondern als superhilfreiche und nützliche Tools, welche dich auf deinem Weg unterstützen. Glaube mir: Vom Mindset her ist das ein himmelweiter Unterschied – dieses »Ich muss im Programm sein« ist einfach falsch!

Das Einzige, was du musst, ist, eine negative Energiebilanz zu erzielen, das heißt mehr Energie verbrauchen, als du zu dir nimmst. Das ist wirklich das einzige »Programm«, dem du folgen musst, denn anders funktioniert Abnehmen nicht. Wie du das machst, ist völlig egal. Wir dürfen dabei einfach schauen, welche Tools uns unterstützen können. Trotz allem darf sich dein Weg nicht einfach nur aus einem Nutzen von Tools zusammensetzen, denn darum allein geht es nicht.

Es geht vor allen Dingen darum, dass du deinen Weg kreierst, den du dir so angenehm gestaltest, dass du ihn einfach jeden Tag beschreiten kannst. Schaue einfach, dass du »Programme« und »Pläne« wirklich hinter dir lässt. Ich wünsche mir, dass du das heute noch tust, dass du dir sagst: »Aus meinem Programm oder aus meinem Plan wird ab sofort mein Weg. Dieser Weg, der fängt nicht an. Dieser Weg, der hört nicht auf. Ab sofort gehe ich diesen Weg einfach, bis ich am Ziel angekommen bin, und ich werde alle Tools dafür nutzen, die mich dabei unterstützen können.« Dann wirst du erfolgreich sein!

TRACKE DEINE LEBENSMITTEL

Wir schauen uns jetzt unser erstes Unterstützungstool an: das Tracken. Das klingt jetzt irgendwie erst mal sehr nach Basic, aber es ist tatsächlich für mich eines der wichtigsten Tools auf dem Abnahmeweg, das wir gut und vor allen Dingen richtig nutzen sollten. In Coachinggesprächen ist dieses Thema von daher oftmals ein ganz entscheidender Schlüssel. Woran liegt das eigentlich? Das grundsätzliche Thema kennst du ja schon: Beim Abnehmen haben wir kein Wissensproblem, wir haben ein Umsetzungsproblem. Das heißt, es geht gar nicht darum, dass du gewisse Dinge nicht weißt, sondern dass du sie eben einfach nicht oder irgendwie »anders« tust.

Das fällt mir tatsächlich auch beim Lebensmitteltracken auf. Natürlich weiß gefühlt jeder, dass dies ein superwichtiges Tool ist, und wenn ich jetzt in irgendeiner Runde von 10 000 Menschen fragen würde: »Was würdet ihr denn denken, was ist wohl eines der wichtigsten Tools beim Abnehmen?«, dann würde wahrscheinlich als Antwort »Aufschreiben!« kommen. Genau dieses »Aufschreiben« steht eben für das Tracken von Lebensmitteln. Wenn wir dann im zweiten Schritt mal auf die Umsetzung schauen, dann hört oder vielmehr sieht man eben einfach etwas anderes als das, was sich so im Kopf festgesetzt hat. Beim Coaching frage ich dann das eine oder andere Mal etwas genauer nach und so stellen sich dann auch schnell die Unterschiede heraus.

Heißt für dich und das Lesen der nächsten Kapitel: Schaue heute mal nicht nur in deinem Kopf nach dem Motto »Weiß ich doch schon, was der mir gerade erzählen will«, sondern frage dich vielmehr: »Tue ich das eigentlich gerade oder generell auch wirklich?« In diesem Fall packe auch noch mal das Wort »richtig« dazu, das heißt: »Mache ich das wirklich richtig?«

Bevor wir jetzt gleich tiefer einsteigen, finde ich es vorab noch mal ganz wichtig zu erklären, weshalb wir unsere Lebensmittel eigentlich tracken sollten. Für mich ist es nämlich immer ganz nett zu wissen, warum ich gewisse Dinge tun sollte und was sie mir schlussendlich bringen. Auch das ist dann nämlich schnell ein kleines »Warum« für solche Strategien und Tools. Warum brauchen wir aber eigentlich für solch ein Tool ein eigenes kleines »Warum«? Ganz oft ist es so, dass sich zum Beispiel das Tracken für viele von uns wie eine lästige Hausaufgabe anfühlt. Das weiß ich, wenn ich mit dem einen oder der anderen im Coaching darüber spreche, mal wieder den Fokus auf das Abnahmeverhalten zu legen. Da kommt auch mal so eine Aussage wie: »Ja, ich muss mal wieder anfangen, richtig aufzuschreiben.« (Begleitet von so einem kleinen bis mittelschweren Seufzer.) Das liegt natürlich einfach daran, dass es im ersten Moment einfach etwas ist, was ich zusätzlich tun muss, und den meisten von uns ist eben im Alltag nicht wirklich langweilig. Wenn mich jemand fragt, und daran kann ich auch ablesen, dass Tracken oftmals als so eine lästige Hausaufgabe empfunden wird: »Dirk, willst du jetzt wirklich dein ganzes Leben lang irgendwelche Lebensmittel tracken?« oder: »Dirk, schreibst du wirklich immer noch auf?«, dann drehe ich das Ganze so ein bisschen um und sage immer: »Wenn das Tracken von Lebensmitteln mir sichert, dass ich mein Gewicht dauerhaft halte – und das tue ich jetzt schon seit acht Jahren –, dann nehme ich das supergerne in Kauf.«

Anschließend merke ich, dass sich in den Gesichtern etwas verändert. Vielleicht ergibt das Sinn für dich und ich hoffe, dass ich dir auch in den nächsten Kapiteln heute noch ein bisschen einfacher machen kann, den Blick auf das Tracken von Lebensmitteln einfach mal etwas positiver zu sehen. Weg von der lästigen Hausaufgabe, hin zu einem der wichtigsten unterstützenden Tools, die wir beim Abnehmen haben.

Gewinne die Kontrolle über dein Essverhalten

Was bringt denn nun das Tracken von Lebensmitteln alles mit sich? Es gibt dir etwas ganz Wichtiges zurück, nämlich die Kontrolle über dein Essverhalten. Warum ist es eigentlich so wichtig, die Kontrolle über unser Essverhalten zurückzugewinnen? Weil es ganz, ganz oft so ist, dass eben genau dieses Bewusstsein für die eigene Ernährung oder das eigene Essverhalten nicht da ist – und das ist ein total spannendes Thema! Wir neigen ja manchmal, zum Beispiel beim Abnehmen, gern dazu, uns selbst veräppeln zu wollen. Beim Tracken von Lebensmitteln ist das aber ein Stück weit anders. Unterbewusst scheinen einfach Dinge zu passieren, die wir nicht wirklich wahrnehmen. So kann es sein, dass wir Dinge einfach vergessen. Es kann aber genauso sein, dass wir sie vielleicht anders empfinden, als sie in der Realität sind.

In Untersuchungen hat man Gruppen miteinander verglichen, bei denen jede Gruppe denselben Auftrag hatte. Sie sollten das Gleiche essen und dabei wurde natürlich das Abnahmeverhalten beobachtet. Die Gruppe, die ihre Lebensmittel getrackt hat, war unter dem Strich erfolgreicher als die Gruppe, die das nicht getan hat. Das Spannende ist, dass natürlich durch das Tracken der Lebensmittel allein keine Kalorien verbraucht werden. Es bedeutet im Prinzip, dass die Vergleichsgruppe – die eben nicht getrackt hat – einfach offensichtlich Dinge anders gemacht hat, als sie das sollte/wollte, und das völlig unbewusst.

Das heißt, der erste wichtige Pluspunkt für das Tracken ist, und das möchte ich an dieser Stelle noch einmal betonen: Du gewinnst die Kontrolle über dein Essverhalten zurück, wenn du deine Lebensmittel richtig trackst. Ich sage immer, das wir – damit meine ich die #abspeckcommunity – gerade an dem Punkt »Kontrolle über das Essverhalten« häufig Probleme haben. Das ist einfach unsere Baustelle und unsere grundsätzliche Herausforderung. Gar nicht schlimm, aber umso besser, dass es ein Tool gibt, das uns da extrem weiterhelfen kann.

Stelle deine negative Energiebilanz sicher

Nur mit dem richtigen Tracken stellst du wirklich deine negative Energiebilanz sicher. Und wenn du die letzten Kapitel nicht alle überblättert hast, weißt du, dass zum Abnehmen einfach nur eine negative Energiebilanz nötig ist. Dazu werden wahrscheinlich viele sagen: »Ja, ja, ja, ich weiß es jetzt.« Trotzdem musst du dir irgendwie sicher sein, dass du in der negativen Energiebilanz bist. Ich habe in Coachinggesprächen öfter das Phänomen erlebt, dass Menschen vor mir stehen und sagen: »Dirk, ich mache alles richtig, ich nehme aber nicht ab.«

Spannend ist dabei natürlich immer die Frage: »Was bedeutet denn für dich, dass du alles richtig machst?« Dieses »Richtigmachen« gibt es ja eigentlich gar nicht, weil es unsere Aufgabe ist, unseren eigenen Weg zu finden. Ich übersetze mir das immer so, dass die Person glaubt, in einer negativen Energiebilanz zu sein, und trotzdem nicht abnimmt. Das ist aber unmöglich! Das schreibe ich hier gern immer und immer wieder! Es geht einfach nicht. Kein Körper ist ein medizinisches Wunder. Es funktioniert bei allen gleich. Das heißt, dass irgendwo eine Stellschraube sein muss. Wenn ich dann die Frage stelle: »Wie stellst du denn deine negative Energiebilanz sicher?«, dann kommt natürlich so zu 90 Prozent: »Ich tracke meine Lebensmittel.« Daraufhin frage ich dann gerne: »Wie genau machst du das denn?« Ich gehe immer mehr in die tägliche Praxis der Umsetzung und dadurch fallen mir dann Dinge auf wie etwa: Es wird nicht jeden Tag getrackt, vielleicht nur fünf von sieben Tagen, und dann vielleicht auch nicht alle Mahlzeiten. Es werden nur noch die Lebensmittel wirklich nachgeschaut, deren Punkte oder Kalorien man nicht schon aus dem Kopf weiß. »Das meiste weiß ich ja schon.«

Und genau *da* liegt das Problem. Es ist generell rein gar nichts gegen irgendeine der eben aufgezählten Varianten einzuwenden. Ich betone es noch mal:

Beim Abnehmen gehen wir alle unseren eigenen Weg. Es gibt keine Regeln und alles, was dich erfolgreich und zufrieden macht, ist richtig. Wenn du aber wirklich sichergehen willst, dass du in der negativen Energiebilanz bist, musst du richtig tracken. Das ist eine ganz klare Aussage. Ich sage ja selten: Du *musst*! Doch wenn du Sicherheit zu dem Punkt negative Energiebilanz haben willst, musst du ganz genau wissen, was du zu dir nimmst. Alles andere sind nur Schätzungen. Also noch mal abschließend: Neben der Kontrolle über dein Essverhalten stellst du nur mit dem richtigen Tracken deine negative Energiebilanz sicher.

So trackst du richtig

Aber wie tracke ich denn jetzt eigentlich richtig? Und was meine ich eigentlich mit »richtig«? »Richtig« hat wirklich etwas mit Genauigkeit zu tun. Denn ich kann natürlich so oder so tracken. Wenn ich richtig tracke, mache ich das täglich und notiere alles, was ich mir in den Mund stecke. Es gibt so eine Miniregel, die mir dabei ganz gut weiterhilft: Alles wird aufgeschrieben, *bevor* es in meinen Mund wandert. Dann kann auch im Prinzip nichts verloren gehen.

Das ist das eine. Ich glaube aber, das ist für die meisten von uns tatsächlich noch relativ leicht lösbar. Wenn wir dann aber aufs Detail schauen, liegen da oftmals so die Fehlerteufelchen versteckt. Denn es ist natürlich wichtig, dass ich auch genau das tracke, was zu mir nehme. Ich gebe dir mal ein Beispiel: Egal, in welche App ich schaue, du wirst zum Beispiel bei Schokolade immer auch einen allgemeingültigen Kalorienwert finden für »1 Stück«. Und viele von uns merken sich dann eben genau diesen Wert. Das Problem dabei ist, wenn du jetzt mal an die unterschiedlichen Schokoladensorten denkst, dass je nach Marke ein Stück Schokolade unterschiedlich dick ist, unterschiedlich groß ausfällt und unterschiedlich gefüllt ist. Das kannst du quasi auf nahezu jedes x-beliebige Lebensmittel übertragen. Natürlich macht es viel mehr Spaß, sich für ein Riesenstück Schokolade genau den gleichen Wert aufzuschreiben wie für ein ganz kleines Stück. Das Problem ist, es ist einfach falsch! Es macht also überhaupt keinen Sinn, mit solchen allgemeinen Angaben zu arbeiten, sondern ich muss wissen, welche Marke des Lebensmittels ich hier vor mir habe, wie viel Gramm es wiegt und welche Sorte es ist. Wenn wir also mal bei der Schokolade bleiben: Ich habe zum Beispiel ein Stück der Marke X vor mir liegen, es wiegt 15 Gramm und es ist die Sorte »Volle Nuss«. Erst jetzt habe ich den exakten Wert, den ich tracken und dann auch bewerten kann.

Das Schöne ist, dass uns dabei die Apps heutzutage wirklich gut unterstützen. Du kannst fast überall einfach das Lebensmittel einscannen und erhältst wirklich alle Werte innerhalb von Sekunden. Wichtig ist dann wie gesagt, dass du zusätzlich die genaue Grammzahl eingibst. Und da wir uns natürlich auch sehr großzügig ein Stück Schokolade abbrechen können, wie ich es aus meiner eigenen Erfahrung kenne, lege bitte alles auf die Küchenwaage.

Das gleiche Phänomen wirst du übrigens bei der Angabe für »1 Scheibe« erleben. Toastbrot, Wurst oder Käse sind da gute Beispiele. Wenn du solche Lebensmittel einmal auf die Waage legst – und ich sage noch einmal, nur dann kannst du ganz genau wissen, wie viel Energie du gerade zu dir nimmst –, wirst du merken, dass diese Werte oft nicht passen. Bei Toastbrot etwa sind die Scheiben unterschiedlich groß. Das weiß ich übrigens eben ganz genau, weil ich mir gerne erst mal die größten Scheiben raussuche. Da ist es natürlich Quatsch, mit der Grammzahl zu arbeiten, die irgendwo als Durchschnittswert angegeben ist. Denn die Scheibe wird in der Regel mehr wiegen. Genauso ist es natürlich auch mit den kleineren Scheiben. Auch da wäre es Quatsch, mit der Grammzahl zu arbeiten, die als Durchschnitt angegeben ist, weil du dir dann zu viel aufschreiben würdest.

Jetzt kann man natürlich sagen, und das mag auch richtig sein, es würde sich dann schließlich insgesamt auch wieder ausgleichen. Ja das *kann* es, *muss* es aber eben auch nicht unbedingt. Wenn du beispielsweise mit deiner Familie isst und bist so nett wie ich und ziehst dir immer die großen Scheiben zuerst raus, dann bleiben für die anderen die kleineren Scheiben übrig. Das bedeutet schlussendlich, dass du damit permanent über deiner kalkulierten Energiebilanz liegst. Ich lege dir also wirklich ans Herz: Wenn du einfach ganz sicher sein möchtest, dass deine Energiebilanz klar und richtig ist, lege bitte alles auf die Küchenwaage und beachte sowohl die Marke als auch die genaue Sorte des Lebensmittels als Faktoren für dein »richtiges« Tracken.

Beschäftige dich mit den Lebensmitteln

Du weißt jetzt, wie du Kontrolle über dein Essverhalten gewinnst, deine negative Energiebilanz sicherstellst und wie du wirklich »richtig« trackst. Und es gibt noch einen weiteren netten Nebeneffekt, und zwar den, dass du die Chance hast, dich wirklich mal mit deinen Lebensmitteln zu beschäftigen. Wie komme ich jetzt darauf? In der Theorie könntest du natürlich einfach mit einem der Barcodescanner in der App deiner Wahl arbeiten, die Lebensmittel einscannen und einfach zur Kenntnis nehmen, was dir dort als Ergebnis angezeigt wird. Jetzt bin ich mir aber absolut sicher, denn mir selbst geht es heute auch immer noch so, dass du bei manchen Lebensmitteln denkst: »Hä, wie kommt das denn jetzt zustande?« Die hast du vielleicht einfach unterschätzt. Überschätzen hingegen kommt bei mir eher selten vor, kann aber natürlich auch mal passieren.

Egal, in welche Richtung du dich vertan haben magst: Es ergibt dann einfach Sinn zu schauen, was genau der Grund für dieses Verschätzen ist. Wir wissen ja inzwischen, dass es da nicht irgendeine Kommission gibt, die entscheidet: »So, dieses

Lebensmittel hat jetzt so und so viele Kalorien«, denn Kalorien setzen sich aus etwas zusammen. Nämlich aus dem, was in den Lebensmitteln drinsteckt. Dort werden alle Nährwerte angegeben und bewertet, Zucker, Fett und Eiweiß. Das Schöne ist, dass du durch einen Blick auf dieses Lebensmittel, weil es eben diese Gesetzmäßigkeit gibt, einfach herausfinden kannst, warum es diesen Einfluss auf deine Gewichtsabnahme hat, der dir durch die Angaben vor Augen geführt wird.

Mein Lieblingsbeispiel, auf dem ich immer gerne herumreite, ist der Fruchtjoghurt mit 0,2 Prozent Fett. Wenn du denkst: »Boah, warum hat er denn so viele Kalorien?«, dann wirst du auf der Rückseite der Packung schnell entdecken, dass der Joghurt zwar wenig Fett hat, aber dafür umso mehr Zucker. Solche Dinge sehen wir aber nicht immer auf den ersten Blick. Bei Schokolade beispielsweise wissen wir, warum die so übertrieben viele Kalorien hat. Da vereinigen sich einfach Zucker und Fett zu einer »wunderbaren« Allianz. Aber eben nicht jedem Lebensmittel sehen wir das so an und ich finde es superwichtig, gerade bei der Gewichtsabnahme, zu wissen, was denn so die »Übeltäter« sind, und zwar ohne sie zu bewerten und zu sagen: »Ich darf das jetzt nicht essen.« Du weißt ja, davon bin ich überhaupt kein Freund. Aber ich finde es trotzdem wichtig zu wissen, was da so hinten auf den Lebensmitteln steht. Daraus ergibt sich dann, ob ich sie jeden Tag zu mir nehmen kann oder ob es eher Genussmittel sind, die ich natürlich jederzeit mit einplanen darf, die aber sicherlich nicht täglich mehrfach auf meinem Teller landen werden, weil ich sonst ein echtes Problem mit dem Thema »negative Energiebilanz« bekomme.

Ich stelle in meinem Podcast auf Instagram dann auch immer gerne Alternativen vor, die wir selbst zubereiten können und dann eben auch wissen, wie wertvoll sie für uns sind, weil sie einfach andere Nährwerte beinhalten und trotzdem gar nicht viel oder sogar gar nichts an Geschmack einbüßen. Darum lege ich dir wirklich ans Herz, dich nicht nur blind auf die Scanner der Apps zu verlassen, sondern eben auch mal gewissen Ergebnissen auf den Grund zu gehen und dich dabei automatisch mit den Lebensmitteln zu beschäftigen.

Meine Tool-Empfehlungen

Ich möchte dir jetzt noch ein paar weitere Tools mit auf den Weg geben, die dich beim richtigen Tracken von Lebensmitteln unterstützen werden. Es gibt relativ viele Apps zu diesem Thema. Mein Favorit ist und bleibt die WW-App. Ich finde, es gibt nichts Besseres als das WW-Punkte-System, weil WW mehr als die Kalorien eines Lebensmittels berücksichtigt und bewertet. Sie schließt die Qualität des Lebensmittels mit ein, zum Beispiel: Wie gesund ist es? Wie gut sättigt es mich? Was ist da drin? Das kann die Kalorienzahl allein einfach nicht leisten. Die WW-App nutzt einen Barcodescanner, du siehst das Lebensmittel und kannst es sofort einstufen. Es dauert einen kleinen Scan-Moment. Selbstverständlich haben auch andere Apps solche Funktionen, die kostenfreie App zum Kalorientracken »Yazio« beispielsweise hat eine Barcode-Scanner-Funktion.

Ich sage aber nochmals, dass die Kalorien allein nicht so aussagekräftig sind. Eine App solltest du aber in jedem Fall nutzen. Was für mich ebenfalls ein superwichtiges Tool ist, ich habe es im vorherigen Kapitel schon erwähnt, ist die Küchenwaage. Ohne Küchenwaage geht bei mir nichts! Ganz ehrlich, ich weiß nicht, wer von uns zum Beispiel 32 Gramm mit bloßer Hand abwiegen oder abschätzen kann. Das funktioniert nicht. Wenn du dich mal mit den Grammzahlen von Lebensmitteln beschäftigt hast, weißt du, dass diese sehr entscheidend auf das Endergebnis der Energiebilanz wirken können. Meine Empfehlung: Kaufe dir eine wirklich gute Küchenwaage. Spare da bitte nicht an der falschen Stelle, sondern nimm ein Gerät, das wirklich genau abwiegen kann.

Auch ein gutes Tool ist der Messbecher, wenn du wirklich viel mit Millimeterangaben arbeitest, wobei das natürlich auch nicht so genau funktioniert wie mit einer Küchenwaage.

Wenn du viel schätzen musst, weil du beispielsweise regelmäßig in die Kantine gehst, google doch einfach mal nach Vergleichsangaben zu Portionsgrößen. Da gibt es richtig großartige Tipps, zum Beispiel: Eine Handfläche ist ungefähr so groß wie soundso viel Gramm Fleisch oder die Größe einer Streichholzschachtel entspricht 30 Gramm Käse und was es da nicht alles noch so gibt. Das kann supergut helfen, wenn du viel unterwegs bist und eben viel abschätzen musst. Das ist natürlich nicht perfekt, aber es kann dich auf jeden Fall unterstützen, denn es ist ja nichts frustrierender, als nicht zu wissen, was man da vor sich liegen hat. Dafür gibt es aber auch sogenannte Taschenwaagen. Die sind klein und passen in jede Handtasche. Das kannst du natürlich auch für dich nutzen. Ich hoffe, ich konnte dir noch mal etwas ans Herz legen, wie wichtig das Tracken von Lebensmitteln für deinen Erfolg ist und wie wichtig es ist, dass du das richtig umsetzt.

INTEGRIERE PLANUNG IN DEIN LEBEN

Was Planung und Abspecken miteinander zu tun haben, ist eigentlich klar. Wenn du dich schon mal mit dem Thema Abnehmen auseinandergesetzt hast, egal in welcher Form, wird dir bereits aufgefallen sein, dass die Planung eine sehr große Rolle spielt. Welche Lebensmittel darf und möchte ich essen? Welche Rezepte kann ich benutzen? Wie schreibe ich meine Einkaufsliste? Am Anfang fällt uns das auch noch leicht, denn wir sind hoch motiviert und das Thema ist neu und spannend für uns. Die Erfahrung aus meinen Coachings zeigt allerdings, dass den meisten die Planung irgendwann nicht mehr so leichtfällt. Von daher möchte ich mit dir gleich von Anfang an schauen, welcher Planungstyp du bist und was dir das für das weitere Vorgehen nützt. Zum Schlankwerden und Schlankbleiben gehören nicht nur die passende Ernährung, sondern auch die verschiedenen Tools, die dich auf deinem Weg unterstützen. Einige davon hast du gerade schon kennengelernt und jetzt schauen wir uns die Planung an. Ich habe bisher drei verschiedene Planungstypen kennengelernt:

Typ 1: Plant langfristig (für locker sieben Tage am Stück).

Typ 2: Plant mittelfristig (zwei bis drei Tage im Voraus).

Typ 3: Plant kurzfristig (wenn er/sie morgens aufwacht).

Die gute Nachricht gleich vorweg: Alle drei Planungstypen sind in Ordnung! Natürlich gehört aber zu jedem ein gewisses Handeln im Vorfeld dazu, denn ein Planungstyp zu sein heißt noch nicht, das Vorhaben auch entsprechend *umzusetzen.* An dieser Stelle ist es nützlich, wenn du dich schon einmal grob einer dieser drei Kategorien zuordnen kannst. Vielleicht fällt dir das auch leichter, wenn du erst einmal diese Kapitel bis zum Ende durchliest, in denen ich dir jetzt einmal kurz die Planungstypen vorstelle.

Typ 1: Langfristige Planung

Dieser Typ hat kein Problem damit, eine ganze Woche im Voraus zu planen, und organisiert gerne beziehungsweise muss/möchte auch gut organisiert sein, damit sich die Gewichtsabnahme in seinen Alltag integrieren lässt. Das langfristige Planen fällt diesem Typ also überhaupt nicht schwer. Wenn du zu diesem Planungstyp gehörst, ist es unerlässlich für dich, einen Wochenplan aufzustellen. Setze dich Samstag oder Sonntag hin und plane entweder alleine oder zusammen mit der Familie. Nimm dir einen Wochenkalender zur Hand und suche dir für die kommende Woche Rezepte aus Kochbüchern oder dem Internet heraus und schreibe die entsprechenden Einkaufslisten.

Schau dir die ganze Woche und auch jeden einzelnen Tag hinsichtlich folgender Fragen genau an: Was möchtest du kochen? Was möchtest du wann essen? Wann isst du eventuell auswärts? Auch beim Einkauf gibt es Dinge für dich zu beachten: Mahlzeiten, die aus frischen Zutaten bestehen, sollten vielleicht eher am Anfang der Woche direkt nach dem Einkauf zubereitet werden, wenn du innerhalb der Woche nicht mehr dazu kommst, diese Zutaten nachzukaufen. Gerichte, bei denen du haltbare Lebensmittel verwendest, haben dementsprechend Zeit bis zum Ende der Woche. Andere Planer kaufen aber auch haltbare Lebensmittel auf Vorrat und gehen dafür einmal öfter frische Lebensmittel einkaufen. Schau hier einfach, wie es dir lieber ist und was richtig gut in deinen Wochenablauf passt. Frage dich darüber hinaus noch selbst, ob du nur am Wochenende kochen kannst und deshalb alle Gerichte vorkochen musst. In diesem Fall kannst du sehr gut Meal Prep betreiben, indem du deine Gerichte in verschiedene Behälter verteilst, einfrierst und so die Woche entsprechend vorbereitest. Nimm dir hier auf jeden Fall ausreichend Zeit für eine solche Kochaktion am Wochenende beziehungsweise plane sie dir vorab ein.

Die langfristige Planung lohnt sich für diejenigen, die gerne im Voraus wissen wollen, was es wann zu essen gibt, und die einerseits zwar gute Vorsätze haben, aber andererseits unter der Woche keine Zeit oder Lust, noch mal einzukaufen und sich Gedanken machen zu müssen.

Der große Vorteil hier ist, dass du durch Planung und Einkauf für absolute Sicherheit sorgst und deine Woche in trockenen Tüchern ist. Du sparst die Zeit innerhalb der Woche, denn du musst nicht mehr nachdenken, sondern schaust nur noch auf deinen Plan und kannst loslegen. Du musst nicht improvisieren und hast in der Regel keine Schwierigkeiten, dich an den Plan zu halten.

Wenn du dich in dieser Beschreibung wiederfindest und dir das entgegenkommt, dann eignet sich für dich die langfristige Planung. Du solltest ab sofort alles, was dafür nötig ist, entsprechend priorisieren und einplanen – vor allen Dingen die Vorbereitungszeit.

Typ 2: Mittelfristige Planung

Dieser Planungstyp geht in eine ähnliche Richtung wie die langfristige Planung, möchte sich aber noch nicht auf die ganze Woche festlegen. Er will auch etwas spontaner auf seine Gelüste reagieren können, andernfalls wäre die Gefahr groß, dass er zum Beispiel an Tag vier doch keine Lust auf das geplante Gericht hat und sich etwas anderes holt. Das würde die Planung kaputtmachen und schnell das Gefühl von »Jetzt bin ich raus« entstehen lassen. Die mittelfristige Planung entspricht der langfristigen, allerdings nur für zwei bis drei Tage. Hier ist es – im Vergleich zum Wochenplan – wichtig, dass du dir mehrere Zeiten zum Planen, Rezepteraussuchen, Einkaufslistenschreiben und Einkaufen nimmst. Also zum Beispiel Sonntag, Mittwoch und Freitag. Hier läufst du nämlich sonst Gefahr, dass du zwei bis drei Tage gut vorausplanst und anschließend aber wieder Spontankäufe tätigst und vom Weg abkommst.

Die Vorgehensweise unterscheidet sich kaum von der langfristigen Planung. Durch die kürzeren Zeitabschnitte muss dieser Planungstyp zwar häufiger planen, ist dafür aber auch deutlich flexibler. Das spricht unter anderem die Leute an, die nur wenig planbare Tage in der Woche haben, zum Beispiel aufgrund von Dienstreisen, oder denen es wichtig ist, immer genau das an einem Tag zu essen, worauf sie Lust haben.

Typ 3: Kurzfristige Planung

Auch wenn du ganz spontan bist, gehört eine gewisse Planung dazu. Ziellos in den Supermarkt zu laufen geht häufig nach hinten los, denn wir gehen oft hungrig und planlos einkaufen und manchmal fehlen dann so kurzfristig auch einfach die Ideen. Diese Planer, die ich kenne, verlagern ihre Planung weg von der Einkaufsliste hin zu einem durchorganisierten Vorratsschrank. Die zentrale Frage lautet hier: Welche Grundnahrungsmittel esse ich gerne beziehungsweise baue ich mir in jede Mahlzeit ein? Das können Nudeln, Kartoffeln oder Reis und Hülsenfrüchte sein, aber auch Tomatenmark und andere haltbare Lebensmittel. Vielleicht hast du sogar einen Gefrierschrank und immer Gemüse, Beeren oder Fleisch auf Vorrat. Ein gut gefüllter Tiefkühler ergibt für die kurzfristige Planung immer extrem viel Sinn. Dieser Typ sollte seinen Vorratsschrank immer auf dem Laufenden halten, damit er gegebenenfalls nur mal schnell frisches Obst, Gemüse oder Fleisch zu den vorrätigen Grundlagen dazukaufen muss. Sobald ein Grundnahrungsmittel sich dem Ende zuneigt, schreibe es auf eine Liste für den nächsten Einkauf. Viele haben auch eine Rezeptesammlung, um sich inspirieren zu lassen, und sofort die Sachen griffbereit, die sie brauchen, oder sie müssen nur wenige frische Zutaten dazukaufen. Solltest du dich vor dem Auffüllen des Vorratsschrankes scheuen, schaue einmal, ob du bei dir in der Umgebung die Möglichkeit hast, dir deinen Großeinkauf liefern zu lassen. Hier gibt es ja immer mehr Möglichkeiten, gerade bei Grundnahrungsmitteln.

Überlege dir bitte ganz genau, welcher Planungstyp am besten zu dir passt. Ganz ohne Planung wird es in den seltensten Fällen funktionieren und wenn du deinen Planungstyp kennst, kannst du die beschriebenen Aktionen gut für dich einplanen und in den Alltag einbauen. Du wirst merken, wie viel tatsächlich daran hängt, dass die jeweilige Aktionskette nicht unterbrochen oder immer vor sich hergeschoben wird.

Planung ist die halbe Miete

Wie du die richtige Planung angehst, habe ich dir im vorherigen Kapitel erklärt. Nun möchte ich dir noch verdeutlichen, warum dieses Thema überhaupt so wichtig ist. Es ist ja so, dass wir durch Planung nicht nur Sicherheit gewinnen, sondern uns auch automatisch an die »Regeln« halten. Wenn wir dann doch mal spontan handeln oder improvisieren, und das noch über einen längeren Zeitraum hinweg, schleichen sich viele Fehler ein. Wir gehen dann eben doch wieder »schnell noch etwas einkaufen«, kaufen dann die »falschen« Sachen, essen mehr und anders, werden nicht satt und verlieren unseren Rhythmus.

Eine andere Variante ist: Du bist dir zwar darüber bewusst, welche Lebensmittel gut für dich sind und dir in der Energiebilanz helfen, aber es sind dann doch irgendwie immer wieder die gleichen Lebensmittel, die dann in sich oft wiederholenden Mahlzeiten auftauchen und dir keine Abwechslung mehr bieten. Und sobald es für uns langweilig auf dem Teller wird, wächst die Gefahr, dass wir uns daran überessen oder wieder empfänglicher werden für andere Leckereien abseits unserer Teller.

Gehe von daher noch mal in dich, lies dir die Beschreibung der unterschiedlichen Planungstypen und die daran hängenden Aufgaben ruhig noch ein zweites oder drittes Mal durch. Überlege dir gut, zu welchem der drei Planungstypen du dich am ehesten hingezogen fühlst. Wenn du jetzt noch gar nicht weißt, in welche Ecke du gehörst, weil du das vielleicht noch nie so richtig ausprobiert hast, starte einfach mal mit dem Typ, welcher dir am ehesten zusagt, und probiere die entsprechenden Planungsschritte aus. Teste aus, wie es sich für dich anfühlt, Einkaufslisten zu schreiben, den Vorratsschrank aufzufüllen oder Kochsessions zu planen.

Übrigens: Wenn ich meine Wochenplanung mache, schaue ich natürlich auch, was bei mir in der Woche los ist. Bin ich zum Beispiel von Dienstag bis Donnerstag unterwegs und in einem Hotel untergebracht, muss ich mich auswärts versorgen. An den anderen Tagen bin ich zu Hause und versorge mich selbst. Neben meinem Wocheneinkauf schreibe ich mir auch immer ein Ziel für die Woche auf. Das Ziel kann sein, wirklich satt zu sein, mal wieder Snacks einzubauen oder einfach ein neues Rezept auszuprobieren. Halte auch du dich gern mit solchen Zielen bei Laune und du wirst wirklich schnell die Vorzüge einer guten, zu dir passenden Planung erkennen.

BAUE BEWEGUNG IN DEINEN ALLTAG EIN

Wenn ich an das Thema Bewegung oder Sport denke, muss ich immer ein bisschen schmunzeln. Während der Zeit meiner Ernährungsvorträge, erinnere ich mich, sind die Menschen dabei auch gern mal ferngeblieben. Ich hatte deutlich weniger Interessierte in diesen Vorträgen sitzen als bei anderen Themen. Ich hoffe, bei dir ist das nicht so und du kannst dich dafür öffnen, denn das Thema Bewegung ist durchaus wichtig. Nicht umsonst ist es einer der Kernbereiche. Du kannst übrigens jetzt schon herauslesen, dass ich lieber von Bewegung als von Sport spreche. Und trotzdem ist eine mir sehr häufig gestellte Frage auch direkt die Überschrift des nächsten Kapitels:

Muss ich wirklich Sport machen?

Vielleicht sind dir ja auch schon Aussagen begegnet wie: »Wenn ich abnehmen will, muss ich ganz viel Sport machen.« Gerade zu Neujahr sagen mir immer viele Leute: »Ich mache richtig viel Sport, damit ich endlich schlank werde.« Lass uns hier an dieser Stelle mal ganz in Ruhe darauf schauen, was »Sport« eigentlich ist, was zur »Bewegung« gehört und wie wichtig dies für die Gewichtsabnahme ist. Ebenso schauen wir uns den Aspekt »Gesundheit« an. Mein Ziel ist es also, in diesen Kapiteln die Themen Sport und Bewegung so aufzubereiten, dass du einfach weißt, wie wichtig – das darfst du dann natürlich selbst entscheiden – dies für dich, deine Gewichtsabnahme und eben auch für deine Gesundheit ist.

Kommen wir zurück zu der Frage: Muss ich wirklich Sport machen, um abzunehmen? Kann ich überhaupt ohne Sport abnehmen? Ich komme direkt zum Punkt: Natürlich *kannst* du, aber ganz sicher klappt das mit Sport in der Regel besser als ohne, wenn alle anderen Faktoren gleich sind. Warum ist das so? Du kannst es inzwischen schon mitsingen: Du nimmst ab, wenn du eine negative Energiebilanz hast. Wenn du mehr Energie verbrauchst, als du zu dir nimmst, wirst du abnehmen.

Ein Faktor dafür, wie viel Energie wir verbrauchen, ist – denke hier noch mal an die Ich-verbrauche-Säule – natürlich die Bewegung. Das bedeutet, je mehr ich mich bewege, desto mehr Energie wird verbraucht. Kalorien werden verbrannt und natürlich kann das dann mein Kaloriendefizit erhöhen, sprich die negative Energiebilanz fördern. Bei Menschen, die anfangen, Sport zu machen, aber auch daraufhin mehr essen, bleibt dieser Effekt natürlich aus.

Tipps für mehr Bewegung im Alltag

Mir ist ganz wichtig, dass wir zwischen dem gesundheitlichen Aspekt und dem Einfluss der Bewegung auf die Gewichtsabnahme unterscheiden. Ich trenne diese beiden Themen bewusst voneinander. Lass uns noch einmal kurz generell auf die Bewegung schauen.

Wir halten als Erstes fest: Bewegung kann auch Alltagsbewegung sein. Was bedeutet das? Alltagsbewegung ist etwas, was du jeden Tag tust – der Klassiker: »Ich nehme jede Treppe auf meinem Weg. Fahrstuhl und Rolltreppe sind verboten.« Oder auf der Arbeit der Gang zum Drucker – dann sammelst du nicht, sondern holst jeden Ausdruck einzeln ab. Du freust dich, wenn du den Müll runterbringen darfst, und wenn du die Wäsche zusammenlegst, bringst du die Teile einzeln in den Schrank. Du guckst einfach, dass du alle Wege möglichst zu Fuß machst. Du parkst ganz weit weg vom Einkaufszentrum und nicht mit dem Warnblinker vor der Eingangstür. Du gehst mittlere und kurze

Wege zu Fuß, beispielweise zum Bäcker oder zum Friseur. Das geht oftmals sogar schneller als mit dem Auto.

Ich muss dir ganz ehrlich sagen: Als ich damit angefangen habe, da dachte ich natürlich: Oje, zum Friseur mit dem Auto, wie lange brauchst du? Eine Viertelstunde. Okay, zu Fuß dauert das aber bestimmt eine halbe Stunde.

Doch auf einmal stand ich da irgendwie nach 20 Minuten vor der Tür und war sogar zu früh. Wie kann das denn jetzt sein? Na ja, das Auto aus der Garage holen, losfahren, die Ampelschaltungen, Parkplatz suchen und so weiter. Das alles geht teilweise noch nicht mal schneller und wir überschätzen oft die kurzen und mittleren Strecken. Zumindest ging es mir so. Sprich: weniger Zeitaufwand, aber dafür ordentlich Schritte und Bewegung auf der Fitnessuhr.

Denn unterschätze nicht: Solche kleinen bis mittleren Stecken bringen dir locker mal etwa 2000 bis 3000 Schritte. Vielleicht hast du ja schon einmal davon gehört, dass du 10 000 Schritte am Tag gehen solltest, um gesund zu bleiben. Wenn wir davon mal ausgehen, hast du vielleicht durch eine mittlere Strecke schon fast ein Drittel der erforderlichen Schritte hinter dir.

Viele nehmen zusätzlich den Fußweg zur Arbeit oder steigen einfach, wenn sie den Arbeitsweg nicht komplett zu Fuß machen können, eine Bahn- oder Busstation vorher aus und gehen den restlichen Weg zu Fuß. Einige nutzen auch eine Viertelstunde in ihrer Mittagspause, um eine Runde um den Block zu gehen.

All das läppert sich zusammen! Mein Top-Tipp für Bewegung ist, sollte dir jetzt spontan so gar nichts einfallen: Schaue mal, wo du »tote« Zeiten hast, in denen du irgendwo stehst und wartest, telefonierst oder einfach Zeit hast, die du für die Bewegung nutzen kannst. Beispielsweise an der Haltestelle, wenn du auf den Bus oder die Bahn wartest. Diese/r kommt in 10 Minuten. Anstatt dich da hinzustellen, geh einfach immer um die Bushaltestelle herum. Du musst das ja nicht in rasender Geschwindigkeit machen, sodass die Leute denken: »Was ist da denn kaputt?«, aber du kannst auf und ab gehen. Am Bahngleis geht das sogar noch besser und fällt kaum auf.

Wenn du beim Arzt bist und die Arzthelferinnen sagen, dass es noch ein bisschen dauert, frage doch einfach mal, ob sie abschätzen können, wie lange, damit die Zeit genutzt werden kann, um noch mal um den Block zu gehen. Das ist viel besser, als im Wartezimmer die Bazillen einzuatmen. Und du wirst sehen, dass du ganz viele tote Zeiten am Tag hast, welche du vielleicht ganz gut nutzen kannst.

Ein weiterer Tipp ist: Lege dir einen Schrittzähler zu. Gerade wenn du jetzt noch so gar kein Gefühl dafür hast, wie viele Schritte du so am Tag gehst, hilft dir der Schrittzähler. Einfach damit du erst einmal weißt, ob du 2000 oder 8000 Schritte am Tag gehst. Peile doch dann einfach mal an, deine Schrittzahl Schritt für Schritt – im wahrsten Sinne des Wortes – zu steigern. Bis du irgendwann bei den erwünschten 10 000 Schritten ankommst, wirst du sehen, wie viel Spaß das macht, und du wirst es nicht glauben, wie sehr dich so ein Schrittzähler motiviert.

Schau auch mal, ob du zu Hause irgendwas machen kannst. Es gibt YouTube-Videos, bei denen du mitlaufen kannst, oder entsprechende Spielkonsolen. Also, ich denke, du kannst da ganz viel machen und deine Gesundheit wird dir die zusätzliche Bewegung extrem danken.

Lass uns nun darauf schauen, wie du Bewegung und Sport für deine Gewichtsabnahme nutzen kannst. Ich habe Menschen gecoacht, die 40, 50, 60 Kilo abgenommen haben, und zwar nahezu ohne Bewegung. Grundsätzlich ist alles möglich. Es fällt dir aber natürlich leichter, eine negative Energiebilanz zu erreichen, wenn du dich bewegst. Außerdem wirst du auch sehen, um wie viel du dich fitter fühlst. Jede Bewegung, die du mehr machst im Vergleich zu vorher, wird sich auf deine Energiebilanz auswirken und damit deine Abnahme pushen. Ich möchte hier aber zum Ende dieses Kapitel ganz gerne noch mal das Thema Sport und Bewegung ein bisschen auseinanderziehen. Viele verstehen unter Sport, dass sie quasi losrennen und Leistungssport machen müssen, dass sie sich quälen müssen oder dass sie siebenmal die Woche ins Fitnessstudio müssen.

Ich fange mal mit meiner eigenen Erfahrung an. Ich muss dir ganz ehrlich sagen, dass ich nie eine wirkliche Sportskanone war. Wenn, dann habe ich Sport schon immer aus Spaß gemacht. Ich brauche dann immer Spielsportarten. So was wie Laufen oder Fitnessstudio war nie so meins. Trotzdem habe ich natürlich auch immer wieder während meiner Abnehmzeit gehört: »Mensch, Dirk, wenn du wirklich abnehmen willst, dann musst du einfach Sport machen.« Als ich dann meine 20 Kilo abgenommen habe, wollte ich mir ganz gerne diese Unterstützung durch den Sport sichern. Was habe ich gemacht? Ich hatte immer wieder gehört: »Mensch, dieses Laufen … Wenn man damit irgendwie mal anfängt, dann kommt irgendwann der Punkt, an dem man nicht mehr aufhören kann. Da will man einfach weitermachen und ist süchtig danach.« Es war natürlich eigentlich unvorstellbar für mich, aber ich habe halt angefangen, wirklich dreimal die Woche um einen großen See zu joggen. Ich nehme eines vorweg: Dieses Gefühl des süchtig machenden »Ich kann nicht mehr drauf verzichten«, das kam nie. Aber es hat natürlich meine Abnahme unterstützt und von daher war ich aus dieser Sicht ganz begeistert. Halten wir an dieser Stelle mal fest: Natürlich unterstützt Sport und Bewegung die Gewichtsabnahme, das ist gar keine Frage.

Und wenn ich gar keinen Sport machen kann?

Das ist eine Frage, die mir immer wieder gestellt wird oder mir auch als Grund genannt wird, weshalb mit der Abnahme erst gar nicht begonnen wurde, etwa: »Ich kann keinen Sport machen«, »Ich darf keinen Sport machen« oder: »Ich möchte keinen Sport machen«. Meist werden die ersten beiden Aussagen zusammengefasst, egal, was dahintersteckt. Natürlich ist es eine berechtigte Frage, ob ich überhaupt mit Sport anfangen soll, wenn ich eigentlich weiß, dass es nicht geht. Für all diejenigen, die jetzt sagen: »Ach, ja gut, wenn ich nicht muss, dann mache ich das natürlich auch nicht.« Da sage ich dir ganz ehrlich, dass es mir ja genauso ging.

Um die Geschichte vom vorherigen Kapitel fortzuführen: Mein Problem ist ja, dass ich in der Zeit, in der ich gejoggt bin, besser abgenommen habe, klar. Aber wie es eben so ist: Wenn dir etwas keinen Spaß macht – und mir hat das Joggen nun mal leider keinen Spaß gemacht –, lässt du es dann irgendwann sein. So habe ich dann auch das Joggen gelassen. Ich hatte einfach keinen Bock mehr. Und vor welcher Herausforderung stand ich da natürlich? Ich hatte dann die Aufgabe, meine Ich-verbrauche-Säule – du erinnerst dich? – weiterhin auf dem Niveau zu halten, wie sie vorher war, und zwar ohne Joggen. Leider hat mein Körper aber nicht gesagt: »Ach Dirk, du warst jetzt ein paar Monate am Stück joggen, jetzt schenke ich dir mal den Energieverbrauch weiterhin dazu«, sondern ich musste halt weiterhin etwas dafür tun oder ich hätte mein komplettes Ernährungsverhalten wieder umkrempeln müssen.

Wo bin ich am Ende gedanklich hingekommen? Ich habe gelernt, und das möchte ich dir auch noch einmal eindringlich mit auf den Weg geben, dass diese Ich-verbrauche-Säule nicht nur durch Sport nach oben getrieben wird, also durch Anstrengung und Auspowern, sondern auch durch alltägliche Bewegung.

Natürlich kannst du dir zu deiner Alltagsbewegung noch eine Sportart suchen. Wenn du das aber machst, sollte es eine sein, die dir wirklich Spaß macht. Für Menschen, die nicht so ohne Weiteres Sport machen können, sind die ganzen Unterwassersportarten momentan sehr in, zum Beispiel Unterwasser-Zumba oder Wassergymnastik. Vorteil ist nicht nur der, dass es Spaß macht, sondern es ist auch sehr gelenkschonend – für all diejenigen, die eben keinen anderen Sport machen können, weil sie vielleicht zu schwer sind oder weil die Gelenke nicht mehr so mitspielen. Da kannst und solltest du auch unbedingt mal deinen Arzt fragen, welche Bewegung für dich geeignet ist. So bin ich mir ziemlich sicher, dass du eine Sportart für dich finden wirst, auch wenn du es nicht musst, um abzunehmen.

Der gesundheitliche Aspekt

Wenn du gesund bleiben willst, ist Bewegung wirklich unverzichtbar. Ich bin natürlich kein Arzt, doch ich werde dir gerne berichten, wie meine persönliche Meinung dazu ist. Lass das einfach für dich ein Stück weit sacken.

Es gibt da für mich mehrere Argumente: Einmal ist es natürlich für den Muskelapparat wichtig, dass der gestärkt ist. Wenn du Muskelmasse aufbaust, bist du deutlich agiler und fitter. Selbstverständlich ist ein trainierter Körper mehr in Schuss, als wenn wir untrainiert durch die Gegend laufen. Allein für die Körperhaltung oder zum Beispiel bei Rückenproblemen.

Was mich aber immer in Fortbildungen zu den Themen Sport und Bewegung beeindruckt hat, ist, dass wir das Thema Beweglichkeit ganz oft vernachlässigen. Also beispielsweise Gymnastik oder Stretching. Es gibt viele Varianten von Dehnungen und Drehungen, die wir im Alltag kaum bis gar nicht mehr machen. Doch es ist wichtig, den Körper in allen Richtungen beweglich zu halten.

Besonders erstaunt war ich über die Tatsache, dass etwa 80 Prozent der Menschen, die in einer Pflegeeinrichtung sind, weil sie sich beispielsweise nicht mehr anziehen oder die Schuhe binden können, dort nicht sein müssten, wenn sie etwas für ihre Beweglichkeit getan hätten. Aus gesundheitlicher Sicht lohnt es sich also, noch mal etwas anders auf das Thema Bewegung zu schauen. Ich glaube, es ist einfach wichtiger, Dinge auszuprobieren und diese einfach nach dem Nutzen auszuwählen, wie etwa beim Thema Dehnen und Stretchen, als nur nach der maximalen Anstrengung.

Mein Fazit zum Thema Bewegung

Aus der Perspektive der Gewichtsabnahme reicht auf jeden Fall die Alltagsbewegung, Sport hingegen ist aus gesundheitlicher Sicht wichtig. Insbesondere der Kraftsport stärkt nicht nur deinen Körper, sondern erhöht eben auch deinen Grundumsatz, weil Muskeln Energie verbrennen. Je mehr Muskeln du hast, desto mehr Energie verbrennst du auch. Es ist keine Frage des Alters und keine Frage des körperlichen Zustands.

Sprich mit deinem Arzt darüber, welche Bewegungsart für dich möglich ist – und es wird eine geben! Ich habe das auch ganz oft in meinen Vorträgen thematisiert und wir haben uns dazu ausgetauscht. Für jedes Leiden gibt es die passende Sportart. Ich kenne eigentlich keinen Arzt, der sagt: »Oh Gott, nein, du hast absolutes Sportverbot.«

Ich hoffe, ich konnte dir mit diesen Kapiteln auf der einen Seite ein bisschen die Angst davor nehmen, dass du nur mit Sport abnehmen kannst. Aber auch ein bisschen Interesse und Zuversicht wecken, dass auch du es schaffen kannst, dich so zu bewegen, dass es dich bei deiner Gewichtsabnahme unterstützt und dich vor allen Dingen gesundheitlich voranbringt.

DEIN MINDSET – IM KOPF FÄNGT ALLES AN

Jetzt nehmen wir uns noch einmal den Bereich »Mindset« vor. Was bedeutet Mindset überhaupt? Mindset heißt auf Abnehmdeutsch »Kopf« und wir wissen alle, wie wichtig der Kopf gerade beim Abnehmen ist. Trotzdem erlebte ich es in der Vergangenheit ziemlich oft, dass diesem Thema wenig bis gar keine Beachtung geschenkt wird. Auch auf die Gefahr hin, dass du glaubst, es kommt jetzt gar nicht so viel Neues, möchte ich mit dir heute mal schauen, ob dein Fokus auf den relevanten Mindset-Themen liegt. Ich reiße von daher in diesen Kapiteln die aus meiner Sicht wichtigsten Mindset-Bereiche an. Allumfassend können wir das Thema Mindset gar nicht behandeln. Da könnte ich dann fast ein eigenes Buch schreiben oder du vertiefst das Ganze in einer meiner diversen Podcast-Episoden. Wir legen jetzt einfach mal los …

Die Ernährungsumstellung und was sie für den Kopf bedeutet

Wir beginnen mit einem Thema, welches den meisten von uns auf den ersten Blick schon klar zu sein scheint, jedoch merke ich immer wieder, dass es einfach an etlichen Stellen noch nicht wirklich verinnerlicht worden ist. Wenn du erfolgreich abnehmen möchtest, wirst du deine Ernährung umstellen müssen. Genau jetzt wirst du vielleicht beim Lesen schon die Augen verdrehen und sagen: »Ja, das weiß ich doch!« Ich kann dir aber aus meiner Erfahrung mit meiner #abspeckcommunity sagen, dass ich immer wieder Sätze höre oder lese wie etwa: »Ja, was mache ich denn danach?« und: »Wenn ich fertig bin, nehme ich immer wieder zu« oder: »Ich kann doch nicht mein ganzes Leben lang …« und so weiter und so fort. Wenn wir noch solche Gedanken oder Sätze im Kopf haben, erkennen wir im Prinzip, dass die Ernährungsumstellung überhaupt nicht erfolgt sein kann, denn sonst würden diese Aussagen und Fragen ja gar nicht aufkommen.

Ich möchte dich dazu einladen, gerade was dieses Thema betrifft, dein Mindset zu optimieren. Denn wenn der Kopf da nicht richtig mitspielt, dann kannst du noch so gut sein und noch so »diszipliniert« – ich hasse dieses Wort, weil es auch schon zeigt, dass der Weg falsch ist –, du wirst nicht dauerhaft erfolgreich sein können. Das ist einfach unmöglich.

Ich möchte da gerne mal mein eigenes Beispiel nehmen. Ich war nun wirklich der klassische Abnehmer. Ich hatte circa 80 Diäten hinter mir. Gefühlt kannte ich sie alle. Ich kenne und hatte natürlich dieses typische Auf und Ab: 15 Kilo runter, 20 Kilo hoch, dann 10 Kilo runter und 15 Kilo wieder drauf. Die Erfahrung zu machen, ja, ich kann abnehmen, aber ich halte das Gewicht nicht dauerhaft und eigentlich bringt es ja nichts, da ich doch ohnehin wieder zunehme, das war purer Stress für mich. Während ich dir jetzt diese Zeilen schreibe, halte ich meine Abnahme von 20 Kilo seit acht Jahren konstant unten, mehr oder weniger, denn auch ich habe dabei Schwankungen, und das ist ja auch völlig normal.

Ich kann heute sagen, dass ich meine Ernährung nachhaltig umgestellt habe. Es ist nicht mehr wie früher: Wochenlang reingehauen und daraufhin monatelang gar nichts mehr gegessen – okay, ich übertreibe ein bisschen, aber du kennst sicher diese Extreme. Es ist heute vielmehr ein weiches Ausbalancieren, wirklich etwas Dauerhaftes. Es ist ein Teil meines Lebens. Genauso wird es dauerhaft ein Teil meiner Ernährung sein, dass ich mal »über die Stränge« schlage, Süßigkeiten esse und mir auch mal etwas gönne. Das gehört zu meiner Ernährungsumstellung. Und ganz ehrlich: Das ist auch Leben! Aber eben kein dauerhaftes: Heute fresse ich und morgen hungere ich. Es ist Balance! Für mich war das wirklich etwas Neues.

Schaue bitte mal für dich, ob du diesen Balancegedanken wirklich für dich verinnerlicht hast oder ob du immer noch spürst und denkst: »Ich bin gerade auf einem Weg, der zwar erfolgreich ist, aber auf dem ich noch immer nicht in meinem Kopf habe, dass ich diesen dauerhaft gehen kann.« Immer wenn du dich fragst, »Was passiert danach?«, bist du noch nicht angekommen. Wenn du wirklich deine Ernährung umgestellt hast, dann gibt es kein Danach. Dein Weg, den du jetzt gehst, ist dein Hier und Jetzt, und der ist auch das Danach. Denke bitte noch einmal an den Vergleich mit der Autofahrt. Du bist mit deinem Abnahmevorhaben erst dann angekommen, wenn du einen Weg gefunden hast. Den, der zu dir passt und mit einer nachhaltigen Ernährungsumstellung, die du dauerhaft leben kannst und willst.

»Aber ich kann doch nicht mein ganzes Leben …«

Da passt nun ein weiteres Mindset-Thema ganz gut rein, nämlich dieses »Ich kann doch nicht mein ganzes Leben …«. Also für mich – ich bleibe jetzt mal bei mir – ist es so, dass ich dauerhaft die Kontrolle über meine Ernährung übernehmen muss. Das ist meine Baustelle und Stand heute wird sie das auch bleiben.

Die Kontrolle über meine Ernährung übernehme ich am besten, wenn ich tracke, was ich esse und trinke. Ich ermittele den Energiegehalt meiner Lebensmittel und schreibe diese auch wirklich auf, um am Tagesende einen Überblick darüber zu haben, wie meine Energiebilanz aussieht. Mir ist das jeden Tag wichtig, aber vor allen Dingen auch im Wochenrückblick. Natürlich bedeutet dieses Vorgehen einen gewissen Aufwand. Wenn mir jemand sagt: »Dirk, du kannst doch nicht dein ganzes Leben lang deine Ernährung tracken?«, dann sage ich: »Ja warum denn nicht?« Auch das ist ein Teil meiner Ernährungsumstellung. Wo der Mindset-Change erfolgen darf, ist beim »Uff, immer alles aufschreiben, immer alles nachgucken«. Ganz ehrlich? Wenn alles, dessen es bedarf, das Tracken ist (was ja heute per App spielerisch einfach ist, wie wir im Kapitel zum Tracken schon festgestellt haben), wenn das der einzige Aufwand ist, den ich betreiben muss, um meine Abnahme von 20 Kilo dauerhaft unten zu halten, dann ist es diesen Aufwand allemal wert. Und: Ich darf mir selbst auch diesen Aufwand wert sein! Da dürfen wir umdenken. Es macht uns nichts aus, uns permanent vollzustopfen und uns schlecht zu fühlen. Aber das Tracken ist ein lebenseinschneidender Aufwand? Da ist wirklich Kopfarbeit angesagt und dabei steht an erster Stelle: Ich bin es mir wert, das zu tun!

Sei es dir wert!

Und hier kommt der zweite Mindset-Change, den ich dir wirklich sehr ans Herz legen möchte, nämlich dich selbst wichtig zu nehmen. Alle Stolpersteine auf dem Abnahmeweg, von denen ich so höre, zum Beispiel »Ich habe keine Zeit zu kochen«, »Mir ist es zu anstrengend, immer Nein zu sagen«, »Ich bekomme so viel Druck von außen«, »Meine Familie zieht nicht mit« oder »Ich möchte dafür kein Geld ausgeben«, kann man eigentlich zusammenfassen unter dem Punkt: Ich bin es mir nicht wert.

Ich spüre häufig bei den Menschen, die zu mir ins Coaching kommen, dass sie sich selbst mehr wert sein wollen. Sie sagen so was wie: »Doch, ich investiere das jetzt in mich, denn mir ist das Thema wichtig. Ich weiß, dass mich eine Stunde meiner Zeit und auch eine finanzielle Investition für mich selbst so viel weiterbringen kann. Da dürfen andere Dinge und vielleicht auch Menschen einfach mal hinten anstehen.« Und das ist ganz, ganz wichtig. Wenn du dich abends zu einer blöden Zeit hinstellst und dir etwas für den nächsten Tag kochst, tust du dir damit einen Gefallen. Du hast dann nicht nur leckeres Essen vorbereitet, sondern auch das gute Gefühl, auf deinem Weg zu sein. Wenn du morgens früh aufstehst und zu einer unmöglichen Zeit Sport machst, während du noch todmüde bist und vielleicht gar keinen Bock hast, tust du dir und deinem Körper einen Gefallen. Du tust all das für dein Lebensgefühl, für deine Abnahme, für dein Warum.

Dieses Gefühl, dir selbst etwas Gutes zu tun, ist mit keinem Geld der Welt zu bezahlen. Sei es dir selbst wert, dir, deinem Körper, deiner Gesundheit, deiner Figur etwas Gutes zu tun. Stelle dich an die erste Stelle, alles andere kommt hinterher. Und nein, es hat nichts mit Egoismus zu tun, denn nur wenn es dir selbst gut geht, kann es auch deinem Umfeld gut gehen.

Also, lass uns die drei Punkte noch einmal zusammenfassen:

1. Investiere in dich selbst, investiere in deine Gewichtsabnahme – Zeit und Geld – und stelle alles andere hintan.

2. Finde deine Balance, um deine Ernährungsumstellung dauerhaft in dein Leben zu integrieren.

3. Gehe achtsam mit dir selbst um. Behalte die Kontrolle über die Lebensmittel. Nimm den Aufwand in Kauf, um dich dauerhaft gut zu fühlen.

SCHLAFEN – WARUM EIGENTLICH?

Bevor ich hier gleich tiefer einsteige, möchtest du vielleicht wissen, welchen Sinn der Schlaf hat? Was ist seine Funktion? Aus wissenschaftlicher Sicht scheint es eigentlich keine Antwort darauf zu geben, warum wir schlafen. Das Einzige, was wir sicher wissen, ist, dass wir es tun müssen. Das heißt, wenn Menschen über einen längeren Zeitraum schlecht schlafen, macht sich das körperlich, psychisch und emotional auf allen Ebenen bemerkbar und es gibt natürlich auch immer wissenschaftliche Hypothesen, warum Dinge so sind.

Am ehesten hat sich die These durchgesetzt, dass der Schlaf mit dem Energiehaushalt zusammenhängt. Unser Gehirn braucht einfach eine Pause. Man muss sich vorstellen, solange wir denken, solange wir bewusst leben, arbeitet unser Gehirn auf Hochtouren. Das kostet sehr viel Energie und deshalb, glaube ich, wurde es für uns einfach so eingerichtet, dass in der Nacht Ruhe herrscht. Dass wir da nicht denken müssen, damit wir uns dem Schlaf hingeben können. Voraussetzung ist natürlich, dass er funktioniert, und da schauen wir jetzt mal genauer hin.

Wie wichtig ist der Schlaf für uns?

Wenn wir auf die Wichtigkeit des Schlafes schauen, sagen Schlafforscher, dass er nicht nur eine wichtige, sondern sogar die wichtigste Säule für Wohlbefinden, Gesundheit, Fitness, Leistungsvermögen, Lebensfreude, Vitalität und viele andere Dinge ist.

Eine Aussage aus einem von mir geführten Interview mit einem der bekanntesten Schlafforscher Europas war sogar: »Es gibt keinen gesunden Menschen, der schlecht schläft, und es gibt keinen kranken Menschen, der gut schläft.«

Ich habe im Laufe der Zeit für mich erkennen dürfen, dass ich dem Schlaf nicht diese Bedeutung zugeschrieben habe, die er eigentlich haben müsste.

Was hat aber »gut schlafen« mit »abnehmen« zu tun?

Gewicht zu verlieren, ohne gut zu schlafen, kann zu einer großen Herausforderung werden. Im Prinzip hat das mit unseren Hormonen zu tun. Wenn wir schlecht schlafen, bringen wir die Hormone und somit unsere innere Uhr, ohne dass wir es merken, durcheinander. 90 Prozent unserer körperlichen, seelischen, geistigen und emotionalen Gesundheit, 70 Prozent der körperlichen und sogar 100 Prozent der geistig-seelisch-emotionalen Regenerationsfähigkeit sind vom Schlaf abhängig.

Das »emotionale Essen«, also eine durch unangenehme Gefühle bedingte Nahrungsaufnahme, hat enorm zugenommen – und das ist nicht nur auf den Appetit zurückzuführen, sondern hat mit unseren Gefühlen zu tun.

Das parasympathische System – das ist ein Teil des vegetativen Nervensystems – ist beim Essen und auch danach immer aktiv. Der Parasympathikus vermittelt Wohlgefühl und nimmt uns unsere Ängste. Das konditioniert uns und führt natürlich dazu, dass wir uns daran gewöhnen zu essen, um uns zu beruhigen.

Wenn wir schlecht schlafen, sind wir emotional anfälliger, zum Beispiel in Stresssituationen. Wir schütten hier viel schneller das Stresshormon Cortisol aus. Cortisol ist der Gegenspieler des Hormons Melatonin, das uns das Signal für den Schlaf sendet, wenn die Dunkelheit eintritt. Am Abend liegen wir dann todmüde im Bett, können aber nicht einschlafen und das Gedankenkarussell setzt ein. Ich bin mir sicher, dass du das schon einmal in irgendeiner Form so erlebt hast. Dementsprechend gerädert wachen wir am Morgen dann auch auf und der Kreislauf des emotionalen Essens beginnt von vorn.

Auch unsere Träume sind aus emotionaler Sicht wichtig für uns. Sie sind dafür verantwortlich, seelische Probleme, die wir am Tag erlebt haben, in der Nacht wieder abzubauen. Bei Kurzschläfern finden die Träume erst gegen Ende der Schlafphasen statt. Wir träumen in dieser Zeit wesentlich mehr als am Anfang der Nacht. Der Tiefschlaf ist wichtig für die körperliche Regeneration – und im zweiten und dritten Teil träumen wir eben viel.

Wenn wir aber wenig Schlaf haben, dann kommt eine ganz wichtige Zeit, die Rapid-Eye-Movement-Phase (REM-Phase), zu kurz. In dieser Phase bewegen wir die Augen unter den geschlossenen Lidern ganz schnell hin und her, was ein typisches Zeichen für die Traumphase ist. Wir sind messbar und ohne es bewusst zu bemerken, in dieser Phase ziemlich aufgewühlt, das heißt, der Puls geht hoch und auch der Blutdruck steigt. Oftmals erinnern wir uns am nächsten Morgen auch an die Träume. Der »Tiefschlaf« ist also wichtig für die körperliche und der »Traumschlaf« für die emotionale Regeneration. Jetzt können wir uns vorstellen, dass es sehr schwer ist, das Gewicht in den Griff zu bekommen, wenn dieses Verhältnis nicht stimmt und die größte Baustelle zum Beispiel das emotionale Essen ist.

Auch die Hormone spielen eine Rolle beim Thema Schlaf: Wir haben ein Sättigungshormon, das Leptin, und wir haben ein Hungerhormon, das Ghrelin. Am Abend sollte natürlich das Sättigungsgefühl überwiegen, das heißt, ein entsprechender Level an Leptin ist nötig. Wenn wir schlecht schlafen, haben wir einfach zu wenig Leptin. Daraus ergibt sich, dass dementsprechend zu viel Ghrelin vorhanden ist. Und genau das führt dann im schlimmsten Fall dazu, dass ich in der Nacht den Kühlschrank ausräume. Das ist also im Zweifel nicht eine »doofe Angewohnheit«, sondern meine Hormone schalten auf »Du musst jetzt etwas essen, du hast Hunger!« – eine Art Überlebensmodus.

Aus Sicht der Experten ist hier die Schlafregulation das Wichtigste. Ein Schlafdefizit kann dazu führen, dass wir uns weniger bewegen und mehr Junkfood, mehr leere Kohlenhydrate und Süßigkeiten essen. Das bedeutet umgekehrt, sobald sich der Schlaf verbessert, fällt auch der Verzicht auf Süßes und Kohlenhydrate leichter und auch mit der Bewegung wird es einfacher.

Was ist ein »guter« Schlaf?

Wir werden uns generell bewusster über den Schlaf, wenn wir ihn erst einmal beobachten. Auch hierfür bieten sich diverse Tracker an, wobei wir dabei wirklich auf die Qualität achten dürfen. Man muss natürlich auch wissen, dass die Tracking-Methode am Ende des Tages natürlich nicht die Genauigkeit einer Schlafmessung hat. Bei solchen Messungen sprechen wir dann über Faktoren wie Schlaf, Schlafqualität und Regenerationsqualität. Wie bin ich in der Lage, mich während dieser 7 oder 8 Stunden Schlaf körperlich, seelisch und geistig zu erholen beziehungsweise zu regenerieren? Ich bin ja ein Freund davon, sich etwas bewusst zu machen. Es kann in diesem Fall nicht schaden, zum Beispiel einfach mal festzuhalten, wie ich in der letzten Nacht geschlafen habe und wie das Essverhalten dazu passt und was daraus resultiert.

Wenn wir uns den Schlaf anschauen, sehen wir, dass dieser in verschiedenen Schlafphasen abläuft. Wenn die Augen nach dem Zubettgehen geschlossen werden, spricht man von der Einschlafphase. Anschließend kommt der Leichtschlaf. Dann tauchen wir immer weiter ab. Abtauchen bedeutet hierbei, dass die Frequenz der Gehirnströme nach unten geht. Ab einer bestimmten Frequenz beginnt der Tiefschlaf. Ein solcher Zyklus bis zum ersten Traumschlaf dauert 90 Minuten. Fünfmal 90 Minuten ergibt 7,5 Stunden Schlaf, und das wäre statistisch gesehen die ideale Schlaflänge.

Wir sind aber natürlich keine Maschinen oder Roboter und von daher wird unsere biologische Schlafdauer von unseren Genen bestimmt. Am besten finden wir diese biologische Schlafdauer tatsächlich im Urlaub heraus. Warum? Wenn wir unserem Schlaf freien Lauf lassen können, dann findet jeder seine persönliche Schlaflänge heraus. Probiere das auch gern einmal für dich aus.

Es gibt hierbei übrigens tatsächlich bestimmte Schlaftypen. Manche Menschen gehen lieber früh ins Bett, andere eher spät. Man spricht bei diesen Typen auch von Lerchen und Eulen. Spannend dabei ist dann auch gleich, dass die Eulen zu mehr Übergewicht neigen als die Lerchen. Die Eule geht nämlich von Natur aus zwar spät ins Bett, muss aber am Morgen trotzdem früh aufstehen. Also hat sie zu wenig Schlaf und baut ein Schlafdefizit auf. Von daher bezeichnen sich die Eulen auch gern mal als »Morgenmuffel« oder werden als solche wahrgenommen. Die Lerche hingegen wacht auf und ist fidel, sie ist klar im Kopf und gut gelaunt.

Wenn wir jetzt aber noch mal auf das Schlafdefizit schauen, was natürlich nicht nur bei Eulen auftreten kann, ist das einzige Mittel dagegen: Schlafen! Das versuchen wir dann intuitiv am Wochenende aufzuholen, indem wir dort mehr schlafen als unter der Woche. Das ist natürlich eine mathematische Rechnung, die nicht funktioniert. Denn wir rechnen uns zwar schnell aus, dass bei jeder Nacht, in der wir eine Stunde zu wenig Schlaf haben, in der Summe bis einschließlich Samstag dann 6 Stunden fehlen, jedoch gleicht ein »Also bleibe ich am Sonntag bis 13 Uhr liegen« genau dieses Schlafdefizit nur mathematisch aus und nicht in der Realität. Leider können wir nur eine ganz bestimmte Menge Schlaf nachholen und wir müssen auch darauf achten, unser Schlafverhalten an den Wochenenden nicht zu dramatisch zu verändern. Die Nacht von Sonntag auf Montag ist nämlich häufig die schlechteste, und das hängt damit zusammen, dass wir am Wochenende unser Schlafverhalten ändern. Wir gehen später ins Bett und bleiben länger liegen. Die innere Uhr verstellt sich und am Montag büßen wir das dann. Im Vergleich dazu ist die beste Nacht, die wir haben, übrigens oft die von Freitag auf Samstag. Da schlafen wir häufig gut, da wir loslassen, das Wochenende naht und wir uns emotional befreien.

Wie du deinen Schlaf beeinflussen kannst

Wir sollten zu Beginn an den großen Stellschrauben drehen, um diesen Rhythmus von Tag und Nacht in den Griff zu bekommen. Die Nacht ist nichts anderes als der Spiegel des Tages. So wie der Tag verläuft, so verläuft die Nacht und umgekehrt. Wenn ich am Abend um 22 Uhr noch einen fetten Schweinebraten esse und dazu drei bis vier Bier trinke oder eine Flasche Wein, wird die Nacht nicht gut werden. Was das Körpergewicht betrifft, brauchen wir da gar nicht drüber reden. Das sind doppelte und dreifache Kalorien, die wir da zu uns nehmen würden, und so kann die Fettverbrennung in der Nacht nicht funktionieren. Unser Organismus ist so getaktet, dass er wenigstens 10 Stunden Pause benötigt, das heißt, ihm wird währenddessen kein Essen zugeführt, und in dieser Pause findet natürlich optimalerweise eine gute Fettverbrennung statt. Auch das viszerale Fett wird in der Nacht abgebaut und Menschen, die schlecht schlafen, haben eher die Tendenz zu mehr Bauchfett.

Es lohnt sich also, darüber nachzudenken, wie wir in Zukunft eine Strategie für unseren Schlaf in unseren Alltag einbauen können. Es gibt sehr viele Informationen zu diesem großen Thema und auch ich habe mir mein Wissen darüber aus einigen Interviews und entsprechenden Artikeln angeeignet. Herr Prof. Dr. Amann-Jennson, Autor vieler Bücher dazu, war hierbei oftmals mein Gesprächspartner. Das Thema Schlaf ist sehr spannend und komplex und manchmal scheint es auch kompliziert. Ich möchte dir trotzdem einige Tipps mit an die Hand geben, die in meinen verschiedenen Interviews mit verschiedenen Experten immer wieder aufgetaucht sind. Licht war hier immer ein Faktor. Beginne damit, wirklich im Dunkeln zu schlafen. Bereits kleinste Lichtmengen können unseren Schlaf stören, da das Hormon Melatonin dadurch nicht ausreichend ausgeschüttet wird. Melatonin und Serotonin – auch bekannt als Glückshormon – hängen zusammen, denn unsere Zirbeldrüse macht aus dem Serotonin das Melatonin. Am nächsten Tag wird aus dem Melatonin dann wieder Serotonin. Tag und Nacht sind ganz eng miteinander verknüpft und wenn wir uns am Tag nicht darauf einstellen oder wenn es mehrere Störfaktoren an unserer Schlafstätte gibt, dann haben wir schon schlechte Karten.

Durch elektronische Geräte erzeugte elektromagnetische Felder haben einen Einfluss auf die Produktion von Melatonin und werden als weitere Störquellen für einen guten Schlaf immer wieder benannt. Sie sollten aus dem Schlafzimmer entfernt werden.

Ein für mich erstaunlicher Tipp war das Barfußlaufen. Demnach soll jeder von uns versuchen, einmal für einen Zeitraum von acht Wochen mindestens eine halbe Stunde am Tag barfuß zu laufen. Das soll sich sofort auf die Schlafqualität auswirken. Problem ist oftmals, dass wir leider aus Zeitgründen oder aufgrund örtlicher Gegebenheiten nicht barfuß in der Gegend herumlaufen können. Am besten wäre dabei nämlich, wir würden im Wald, auf der Wiese oder am Strand barfuß laufen. Leider funktioniert das nicht im Haus, wir müssen uns zumindest eine Grünfläche suchen, auf der wir das umsetzen können.

Zudem gibt es so einige Schlaftipps, die uns dabei unterstützen, nicht nur besser zu schlafen, sondern eben auch schneller und besser abzunehmen.

Wir dürfen also wirklich einen Fokus darauf legen, unseren Schlaf in Ordnung zu bringen. Einfach mal unterstützende Maßnahmen ausprobieren, also eben das Barfußlaufen, die Dunkelheit im Raum, Elektrogeräte aus dem Schlafzimmer entfernen, uns einen regelmäßigen Schlafrhythmus angewöhnen, nicht mehr direkt vor dem Schlafen essen oder Alkohol trinken – und dann schauen, was passiert. Das kann jeder von uns direkt ausprobieren und unser Warum diesbezüglich kann noch einmal dieser Gedanke sein: »Wenn ich besser schlafe, werde ich mich automatisch mehr bewegen, ich werde gesünder essen und ich werde dadurch mein Gewicht in den Griff bekommen.«

COACHING ALS DEINE EINZIGE ABKÜRZUNG

Du musst es nicht alleine schaffen! Während wir uns bei vielen Dingen gerne helfen lassen, welche wir nicht so gut können, machen wir das beim Abnehmen meistens alles anders. Obwohl wir merken, das wir in diesem Bereich seit Jahren oder gar Jahrezehnten ein großes Problem haben. Ich bezeichne es jetzt einfach mal so. Wir haben Gedanken wie »Das ist schlecht«, »Das darf nicht sein«, »Das ist doch eigentlich gar nicht so schwierig« oder »Ich weiß doch, wie es geht«. Und unter diesem Mindset können wir uns natürlich auch nicht helfen lassen. Und wenn wir uns doch mal helfen lassen, dann auf gar keinen Fall dauerhaft. Denn: »Irgendwann muss ich es ja wohl mal alleine hinbekommen!« Dazu sage ich dir: Nein, das musst du nicht! Und ich sage dir ganz frech dazu: Das wirst du auch nicht! Wenn ich ein großes Problem habe, werde ich es in der Regel weder alleine lösen und noch weniger dauerhaft alleine lösen. Ich verrate dir auch gleich, weshalb das so ist und dass dies auch überhaupt nicht schlimm ist. Ich möchte dir auch gerne bewusst machen, was das eigentlich für ein großes Thema ist und dass da auch irgendwie niemand drüber spricht. Ich werde jetzt mal in diesem Kapitel fast am Ende dieses Buches darüber sprechen und dir parallel dazu aufzeigen, dass ein persönliches Coaching die einzige Abkürzung auf deinem Weg sein kann.

Du musst es *nicht* allein schaffen!

Als ich mich mit diesem Thema beschäftigt habe, das mich übrigens schon jahrelang wurmt, habe ich mich gefragt: »Okay, es könnte ja sein, dass diese Annahme, es alleine schaffen zu müssen, eine Berechtigung hat.« Aber seien wir mal ganz ehrlich: Wo kommt diese Hypothese eigentlich her? Ich kenne nur sehr wenige, die vormachen, wie man es alleine schafft, dauerhaft und erfolgreich abzunehmen. Überlege auch du einmal – wer in deinem Umfeld schafft dort das Abnehmen wirklich dauerhaft? Wer hat abgenommen und ist schlank geblieben? Und wie viele Menschen kennst du auf der anderen Seite, die abnehmen, zunehmen, wieder abnehmen und schlussendlich doch wieder zunehmen? Und wenn du dich jetzt selbst einmal anschaust: Gehörst du eher zu der Gruppe, die aus eigener Erfahrung weiß: »Oh ja, ich habe einmal abgenommen und bin jetzt dauerhaft schlank«, oder eher zu den Menschen, die immer wieder ab- und zunehmen? Ich denke, die Antworten würden hier in einer Umfrage sehr deutlich ausfallen, und ich weiß auch, zu welcher Gruppe ich mich selbst gezählt hätte.

Ich fange jetzt aber noch einmal ganz von vorn an, denn es ist ja wichtig, dass wir etwas in unserem Kopf verändern. Das Schlimme ist, dass wir schon mit der Zielformulierung ganz falsch beginnen. Wir sagen ja alle: »Ich will 20 Kilo abnehmen« oder: »Ich will abnehmen«. Es sagt ja eben keiner: »Ich möchte jetzt wirklich mal dauerhaft schlank sein« oder: »Ich will jetzt dauerhaft mein Gewicht reduzieren«. Es geht ja immer nur um dieses Erreichen des eigentlichen Zwischenziels – x Kilo abnehmen –, und das möglichst schnell. Aber wir wollen doch eigentlich etwas ganz anderes. Wir wollen nicht abnehmen, sondern wir wollen dauerhaft schlank sein. Wenn du mich fragst, worauf ich stolz bin, ist es nicht meine Abnahme von 20 Kilo. Das habe ich ja schon ein paarmal im Leben geschafft. Sondern ich bin stolz darauf, dass ich mein Gewicht nun seit acht Jahren halte. Und ich traue mich außerdem, an dieser Stelle zu schreiben: Ich werde nie wieder mein altes Gewicht haben. Das ist ausgeschlossen! Es ist überhaupt nicht ausgeschlossen, dass ich mal zunehme. Es ist aber ausgeschlossen, dass ich mein altes Ausgangsgewicht wieder erreichen werde. Und damit automatisch auch, dass ich langfristig übergewichtig sein werde. Ich habe für mich alle Weichen darauf ausgerichtet. Mit viel Umdenken, mit viel Coaching, mit vielen eigenen Erfahrungen und mit Reflexion. Doch ganz alleine? Hätte ich das niemals geschafft. Niemals! Ich habe nach dem zigsten Anlauf für mich ganz klar erkannt: »Nein, ich werde das nicht alleine schaffen und ich muss es auch nicht alleine schaffen.« Das erwartet niemand von mir und selbst wenn es jemand von mir erwarten würde, es ist doch völlig egal. Was interessieren mich die Erwartungen anderer, wenn es um mein Gewicht geht, um meinen Körper? Die Erwartung an mich selbst ist doch entscheidend und ich habe an mich nicht die Erwartung, es alleine schaffen zu müssen. Ich glaube, das ist eine ganz wichtige Erkenntnis, auch wenn ich es dir gerade ein bisschen länger erklärt habe. Die Erkenntnis zu verstehen, dass dies eigentlich unser Kernproblem ist. Nicht das Abnehmen. Das ist zwar schon schwierig genug, aber das dauerhafte Schlankbleiben – das bekommt doch in der Realität kaum jemand alleine hin. Weshalb sollte denn gerade ich derjenige sein, der es alleine hinbekommen soll?

Wie ich immer wieder aus voller Überzeugung und aus Erfahrung sage, ist Coaching die einzige Abkürzung auf deinem Abnehmweg. Denn beim Coaching lernst du Dinge, auf die du selbst nicht kommst. Dafür sind wir Coaches doch auch da! Und wenn du ein paar Euro in Coachings investierst, dafür aber einen dauerhaften Erfolg »geschenkt« bekommst und vielleicht sogar noch schneller erfolgreich bist, weil du eben die einzig wahre Abkürzung nimmst, dann ist das doch ein guter Deal, oder? Du bist es, verdammt noch mal, wert, dir dieses Geschenk zu machen. In der Regel wirst du das in der Vergangenheit auch im geringen Umfang bereits getan haben, denn du brauchst natürlich auf deinem Ernährungsweg eine technische Unterstützung. Meiner Meinung nach – und das weißt du ja inzwischen schon – musst du auf irgendeine Weise deine Lebensmittel tracken, um in deiner negativen Energiebilanz zu bleiben. Da hast du dir sicherlich bereits Unterstützung durch zum Beispiel eine App geholt. Du würdest ja auch nicht auf die Idee kommen, auf diese Unterstützung zu verzichten und ausschließlich mit Zettel, Stift und Taschenrechner zu agieren.

In diesem Buch hast du gelernt, dass es mehr Bereiche zum Thema Abnehmen gibt als die Ernährung allein. Du kennst inzwischen die Wichtigkeit der Bewegung und der Frage, wie du diese in den Alltag integrierst. Bist du Sportler oder bewegst du dich eher im Alltag? Was macht dir Spaß und was fordert dich? Wo kannst du langfristig dranbleiben oder wie stellst du deinen Alltag um, damit du mehr in Bewegung kommst?

Ebenso kennst du das Thema Schlaf. Was kannst du tun, damit du gut schläfst? Damit du eben nicht gestresst aufwachst oder deine komplette Willenskraft darauf verwenden musst, dich überhaupt über den Tag wach zu halten, um dann am Abend keine Kraft mehr zu haben, der Schokolade auf dem Sofa zu widerstehen, und einfach deinen Emotionen zu erliegen.

Und als wäre all das noch nicht genug, ist da ja auch noch das Umdenken: der Kopf und die Einstellung beziehungsweise das Mindset zum Abnehmen. Dieses Umdenken ist so schwierig bis unmöglich alleine zu schaffen. Und das musst du auch nicht. Schau mal, als Coach beschäftige ich mich so intensiv mit diesen ganzen Themen und es führt auch bei mir nicht zur Langeweile. Du hast deinen Job, du hast deine Familie und du hast ganz andere Themen, die deine volle Aufmerksamkeit benötigen. Weshalb solltest du dich denn auch noch mit deinem eigenen Coaching auseinandersetzen? Du kannst dir jemanden suchen, der dir bei der Umsetzung hilft. Und dafür ist der Coach eben auch da.

Wie du umdenken kannst, das weißt du schon, wenn du meinen Podcast »Abspecken kann jeder« schon eine Zeit lang hörst. Mein Podcast hat so vielen Menschen eine ganz andere Welt gezeigt, auf die ich selbst vor etwa zwei Jahren so noch nicht gestoßen bin. Das musste ich für mich selbst erarbeiten. Du kannst es jetzt in diversen Podcast-Folgen als Impuls bekommen. Aber auch hier sage ich ganz klar: Mein Podcast gibt Impulse, aber ist noch lange kein Coaching. Beim Coaching geht es nämlich nur um dich, um deine persönliche Situation, die nur du so erlebst. Diese individuelle Situation muss natürlich auch genauso individuell angeschaut werden. Es geht mir in diesem Kapitel darum, dir einen der größten Druckmomente zu nehmen, dieses »Ich muss das doch alleine hinbekommen, andere schaffen es schließlich auch«.

Ich möchte dir noch einmal sagen, nein, in der Realität schafft es kaum jemand. Kaum einer bis gar keiner. Mit den Menschen, die damit nie ein Problem hatten, mit denen brauchst du dich nicht zu vergleichen. Das würdest du auch in keinem anderen Bereich tun. »Ich muss es jetzt alleine schaffen« war in meiner Laufbahn als Coach auf der anderen Seite so oft der Anfang vom Ende. Sei du bitte anders! Sei schlauer, sei cleverer.

Entscheide dich heute, hier und jetzt, dass du nicht nur abnehmen möchtest, sondern dauerhaft schlank, zufrieden und erfolgreich sein möchtest. Höre auf, es alleine schaffen zu wollen. Gönn dir ein Coaching, egal in welcher Form. Suche dir deinen Coach, der sich ausführlich mit dir beschäftigt – so wie du das eben für dich brauchst. Egal, was auch dein Thema sein mag oder ob du es noch nicht mal kennst, genau dafür sind Coaches da. Nimm dir den Druck, dass du es alleine schaffen musst. Du hast mit dem Lesen dieses Buchs schon einen großen Schritt getan. Wenn du hier angekommen bist, hast du dich auf diese vielleicht andere Herangehensweise eingelassen und dich viel mit dir selbst beschäftigt. Du hast ein großes Tor aufgestoßen, durch das du nun selbstbewusst hindurchgehen kannst. Du kannst dich immer wieder »resetten«, indem du dir die relevanten Kapitel immer wieder vornimmst. Du bist jetzt an dem Punkt, wo du »deine neue Autofahrt« starten kannst, die dich ganz sicher ans Ziel bringen wird. Es liegt jetzt an dir und dem, was du daraus machst. Und wenn du an einem Punkt nicht weiterkommst, gönnst du dir ein Coaching.

Eines sollte an dieser Stelle jetzt ganz klar geworden sein und ich wünsche mir, dass dies dein neues Grundgerüst deiner Gedanken wird: Abspecken kann jeder! Auch du!

Wie ich dir jetzt noch helfen kann

Zum Abschluss dieses Buches möchte ich dir einfach noch ein paar Möglichkeiten mit auf den Weg geben, wie wir zwei in Kontakt bleiben können.

Zuerst einmal findest du meinen Podcast »Abspecken kann jeder« auf allen kostenfreien Podcast-Plattformen. Infos dazu gibt es auf meiner Website: www.abspecken-kann-jeder.de/podcast

Du kannst mich und meinen Alltag auch unter @abspecken_kann_jeder auf Instagram verfolgen. Wenn du mit mir individuell arbeiten möchtest, findest du auf der Website einen tollen Audiokurs unter www.abspecken-kann-jeder.de/abspeck-kurs, viele weitere Infos auf www.abspecken-kann-jeder.de oder du schreibst mir einfach eine E-Mail an buch@abspecken-kann-jeder.de

Ich freue mich da auch über ein Feedback zu diesem Buch, über Berichte von dir und deinem Weg oder einfach einen kurzen Austausch.

Ich wünsche dir von Herzen alles Liebe und Gute für deinen Weg und freue mich, dass du mir so lange »zugehört« hast.

Dein Dirk

Bibliografische Information der Deutschen Nationalbibliothek
Die Deutsche Nationalbibliothek verzeichnet diese Publikation in der Deutschen Nationalbibliografie. Detaillierte bibliografische Daten sind im Internet über http://d-nb.de abrufbar.

Für Fragen und Anregungen
info@rivaverlag.de

Wichtiger Hinweis
Ausschließlich zum Zweck der besseren Lesbarkeit wurde auf eine genderspezifische Schreibweise sowie eine Mehrfachbezeichnung verzichtet. Alle personenbezogenen Bezeichnungen sind somit geschlechtsneutral zu verstehen.

Originalausgabe
2. Auflage 2022

Türkenstraße 89
80799 München
Tel.: 089 651285-0
Fax: 089 652096

Redaktion: Ulrike Reinen
Umschlaggestaltung: Sonja Vallant
Umschlagabbildung: Sascha Koglin
Satz: inpunkt[w]o, Haiger (www.inpunktwo.de)
Druck: GGP Media GmbH, Pößneck
Printed in Germany

ISBN Print 978-3-7423-1832-9
ISBN E-Book (PDF) 978-3-7453-1540-0
ISBN E-Book (EPUB, Mobi) 978-3-7453-1541-7

Wir produzieren nachhaltig
www.m-vg.de